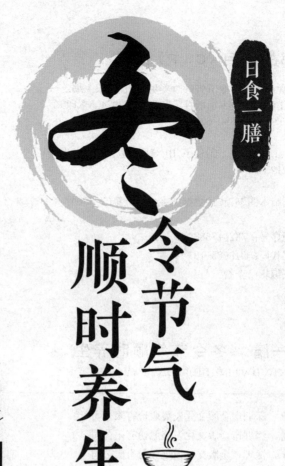

日食一膳·

冬

令节气顺时养生

甘智荣／主编

江西科学技术出版社

江西·南昌

图书在版编目（CIP）数据

日食一膳. 冬令节气顺时养生 / 甘智荣主编. --
南昌：江西科学技术出版社，2018.7（2024.5重印）
ISBN 978-7-5390-6296-9

Ⅰ．①日… Ⅱ．①甘… Ⅲ．①冬季－养生（中医）
Ⅳ．①R212

中国版本图书馆CIP数据核字(2018)第077480号

选题序号：ZK2017388
图书代码：D18025-101
责任编辑：李智玉

日食一膳．冬令节气顺时养生
RISHI YISHAN DONGLING JIEQI SHUNSHI YANGSHENG

甘智荣　主编

摄影摄像	深圳市金版文化发展股份有限公司
选题策划	深圳市金版文化发展股份有限公司
封面设计	深圳市金版文化发展股份有限公司
出　版	江西科学技术出版社
社　址	南昌市蓼洲街2号附1号
	邮编：330009　电话：（0791）86623491　　86639342（传真）
发　行	全国新华书店
印　刷	深圳市雅佳图印刷有限公司
开　本	787mm×1092mm　1/16
字　数	160 千字
印　张	10
版　次	2018年7月第1版　2024年5月第2次印刷
书　号	ISBN 978-7-5390-6296-9
定　价	39.80元

赣版权登字：-03-2018-57

前言
Preface

　　一年四季中，每个季节都发生着变化，人的身心也会随着季节的变化而变化。因此，我们不能墨守成规地养生，而应该随着季节的变化，"因季而异"地养生。中医经典《黄帝内经》指出，人体五脏的生理活动只有适应四时阴阳的变化，才能与外界环境保持协调平衡；反之，人体节律就会产生紊乱，随之人体的抗病能力和适应能力也会下降。

　　中医认为"药疗不如食疗，救治于后"，不若摄养于先。食物是健康的根源，与其等邪气入体而生病吃药，不如直接通过食物进行治疗；若等生病后再进行食疗，又不如在生病前就先用食物养生，而养生食物的选择也需要"顺四时"。

　　每个节气的到来都预示着气候的温差变化，同时也暗示着物象的更新交替。春生夏长、秋收冬藏，顺应自然，每个季节都会生长相应的食材。食疗养生就是顺应四时的变化，从药食同源的思想出发，根据四时气候的特点，挑选出不同的食材，娴熟运用各种烹饪技巧，烹调出汤、菜、粥、饭、茶等各式膳食，将食材潜在的营养和食疗功效发挥出来，并与食物的美味结合为一体。

　　膳食的制作搭配，不是简单的食材堆砌，是在了解食材的寒热

温凉基础上，根据人体体质的寒热虚实，来制作合理的膳食，调节人体的机能，使五脏六腑保持协调，维持和谐的健康状态，从而达到强健体质、增强免疫力、不受疾病侵扰的目的。

《日食一膳》中医食疗系列书以传统文化中的二十四节气为主线，根据每个节气的特点，详细讲解应季的养生饮食，图文并茂，形象直观，便于读者阅读使用。本丛书介绍了四百余种膳食，有菜、汤、粥、饭、茶等，形式丰富，每道膳食都有食材、做法的介绍，并配有详细的养生分析，为您讲述每道膳食具有的营养价值和食疗功效。在以食疗为目的的基础上，将美食的色、香、味、形融入烹饪中，在养身的同时也能获得愉悦的心体验。

本系列书内容丰富，图片精美，十分适合对美食和养生感兴趣的读者参阅。在编著过程中，编者将节气美食与养生理念有机融合，力求做到文字通俗易懂，体例新颖别致，既注重知识性，更注重实用性。希望本书能让读者养成良好的饮食健康习惯，吃出一个好身体，达到益寿延年的目的。

目录
Contents

立冬——立冬始时，万物眠

虾米白菜豆腐汤	003
松花蛋淡菜汤	005
家常炖白菜	006
玉米煲老鸭	007
黄花木耳猪蹄汤	009
黑木耳炒山药	011
泡白菜	012
干贝木耳玉米瘦肉汤	013
人参滋补汤	015
莲藕排骨汤	017
彩椒山药炒玉米	018
花胶白菜猪腱汤	019
香菇荷兰豆炒瘦肉	021
黑木耳山药煲鸡汤	023
白菜冬瓜汤	025

小雪——悄然小雪至，始觉寒——

香蒜鱼	029
石斛银耳红枣煲猪肝	030
鹿茸枸杞红枣鹌鹑汤	031
胡萝卜马蹄兔骨汤	033
莴笋筒骨汤	034
肉桂生姜柿子茶	035
养胃红枣盒	037
水果萝卜清汤	039
茯苓党参北芪煲鸡	040
干贝冬菇枸杞煲鸡	041
桂圆红枣银耳炖鸡蛋	043

大雪——忽而大雪，兆丰年——

鲍鱼火腿萝卜排骨汤	047
黑豆核桃乌鸡汤	048
鸡骨草排骨汤	049
山药百合排骨汤	051
香菇蒸鳕鱼	053
苋菜枸杞绿豆粥	054
香菇皮蛋粥	055
沙茶排骨	057
冬瓜黄豆山药排骨汤	059
干贝冬菇苹果煲瘦肉	060
花胶板栗红枣煲鸡	061
洋葱炒羊肉片	063
土豆炖排骨	064
核桃小花胶远志瘦肉汤	065
白萝卜百合芡实煲排骨	067
苦瓜冬菇山药排骨汤	069

黄芪灵芝猪蹄汤　　　　　070
椰汁鲍鱼排骨汤　　　　　071

白扁豆瘦肉汤　　　　　　075
萝卜排骨汤　　　　　　　077
干贝苹果煲瘦肉　　　　　078
白萝卜拌金针菇　　　　　079
黄豆焖排骨　　　　　　　081
莲子芡实瘦肉汤　　　　　083
淡菜萝卜豆腐汤　　　　　084
胡萝卜土豆炖猪肉　　　　085
蒸白萝卜　　　　　　　　087
三文鱼炖萝卜　　　　　　089
大白菜豆腐煲五花肉　　　090
干贝茯苓麦冬瘦肉汤　　　091
萝卜牛腩煲　　　　　　　093
枳实山药鸭汤　　　　　　095
萝卜丝炖虾　　　　　　　096
莲子胡萝卜百合汤　　　　097

冬·至 —— 冬至如年，寒梅立

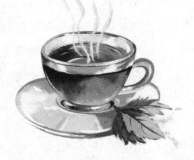

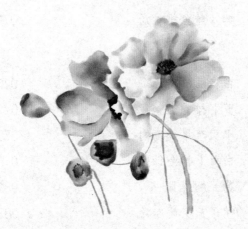

小寒 —— 小寒信风，勤补益

霸王花杏仁薏米汤	101
山药白果炖牛肉	102
腊八粥	103
胡萝卜板栗炖牛肉	105
冬瓜虾仁汤	106
当归生姜羊肉汤	107
莲子枸杞花生红枣汤	109
排骨乳鸽汤	111
山药红枣蒸排骨	113
党参胡萝卜猪骨汤	114
香菇冬瓜鸡汤	115
家常牛肉汤	117
补气黄芪牛肉汤	118
胡萝卜爆腰花	119
海带牛肉汤	121
天麻乳鸽汤	123

大寒——岁末大寒，孕春归

板栗土鸡汤	127
羊肉虾仁粥	128
羊肉青菜粥	129
荞麦白果竹丝鸡汤	131
猴头菇冬瓜薏米鸡汤	133
胡萝卜羊肉粥	134
羊肉芹菜粥	135
红枣杏鲍菇麻油鸡	137
雪梨无花果煲猪肉	138
北芪党参红枣煲鸡	139
双米羊肉真姬菇粥	141
羊肉木耳粥	143
雪梨莲藕汤	145
响螺党参黑枣炖春鸡	146
御品爽皮鸡	147
羊肉西蓝花粥	149

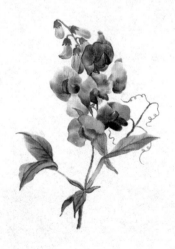

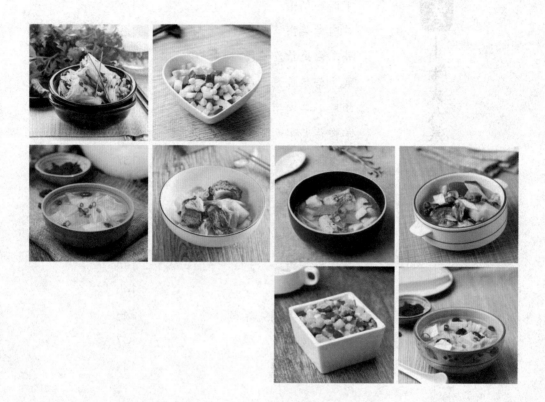

立冬

——立冬始时，万物眠

『立冬』是冬季的第一个节气，万物的活动都趋向休止，自然界表现为阴盛阳衰，人体阳气也容易受到损伤，所以要特别注意保护阳气。天气渐渐转寒，人身阳气根源于肾，所以寒邪最易中伤肾阳。可见，数九寒冬若欲御寒，首当养肾。

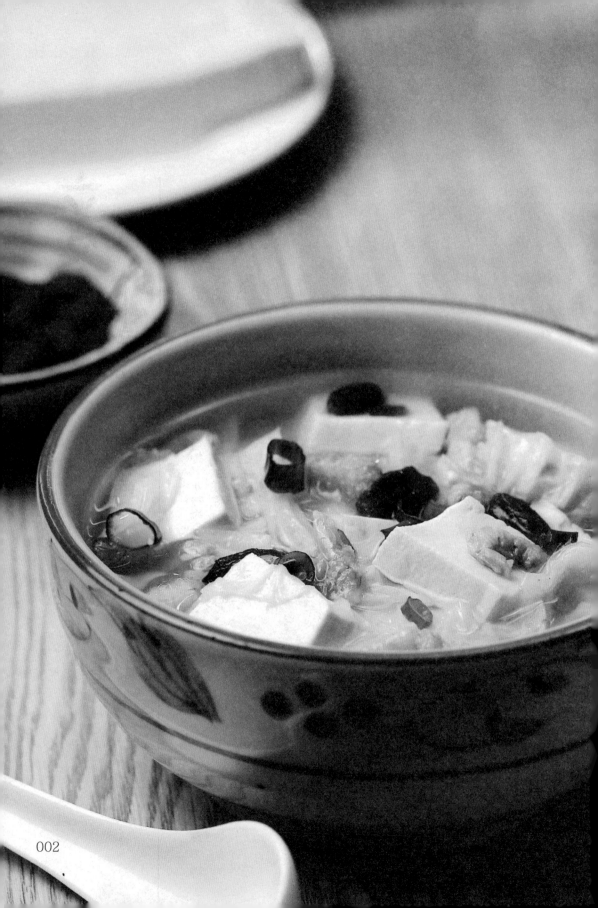

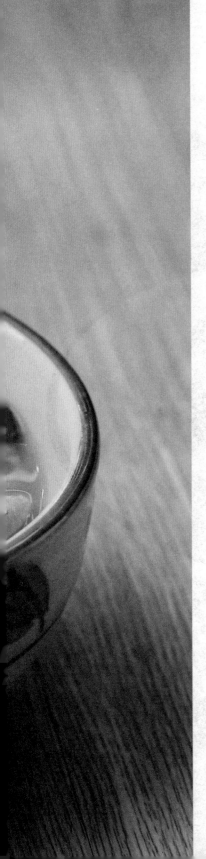

「虾米白菜豆腐汤」

分量： 2 人份

烹饪方法： 煮

厨具： 炒锅

功效： 补充钙质，降低血脂

材料： 虾米 20 克，豆腐 90 克，白菜 200 克，枸杞 15 克，葱花少许，盐 2 克，鸡粉 2 克，料酒 10 毫升，食用油适量

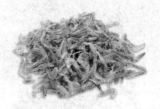

做法：

✦ 洗净的豆腐切成粗条，再切成小方块；洗好的白菜切成段，再切成丝，备用。

✦ 用油起锅，倒入虾米，炒香。

✦ 放入切好的白菜，翻炒均匀，淋入料酒，炒匀提鲜。

✦ 倒入适量清水，加入洗净的枸杞，煮至沸腾。

✦ 揭开锅盖，放入豆腐块，煮沸，加入适量盐、鸡粉，搅拌均匀，使食材入味。

✦ 关火后盛出煮好的汤料，装入碗中，撒上备好的葱花即可。

养生分析：

　　虾米中含有丰富的蛋白质和矿物质，钙含量尤其丰富，还富含镁元素，能很好地保护心血管系统，老年人常食可预防自身因缺钙所致的骨质疏松症。豆腐的蛋白质含量丰富，而且豆腐所含的大豆蛋白属完全蛋白质，不仅含有人体必需的 8 种氨基酸，而且比例也接近人体需要，营养价值较高，有降低血脂、保护血管细胞、预防心血管疾病的作用。

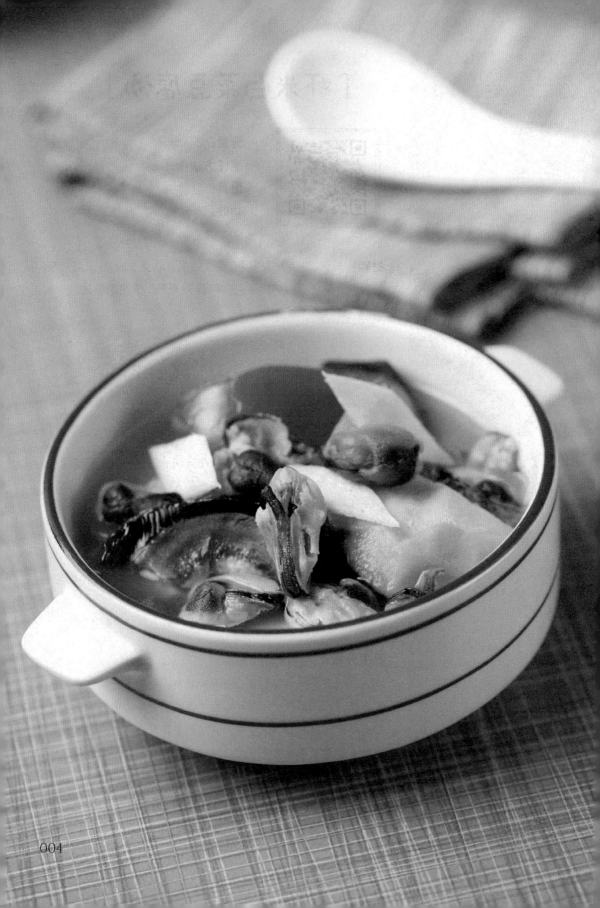

松花蛋淡菜汤

分量： 2人份
烹饪方法： 煲
厨具： 炒锅
功效： 补肾益精，润肺养阴

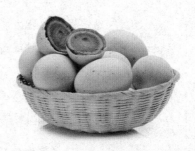

材料：

西红柿、甘薯各150克，淡菜100克，松花蛋75克，葱花、姜片各少许，盐2克，食用油适量

做法：

+ 将西红柿切块，将甘薯去皮切滚刀块，将松花蛋去壳切块。
+ 淡菜用水浸30分钟后焯水，捞出待用。
+ 锅中倒入食用油烧热，放入姜片、葱花、淡菜略炒。
+ 原汤在锅中煮沸，加入姜片、甘薯块、西红柿块煲40分钟。
+ 加松花蛋块、淡菜煲10分钟，撒盐调味即可。

养生分析：

　　淡菜中蛋白质、矿物质的含量丰富，具有补肝肾、益精血、助肾阳、调经血、降血压的功效。松花蛋比鸭蛋含更多矿物质，脂肪和总热量却稍有下降，能刺激消化器官，增进食欲，促进营养的消化吸收，中和胃酸，清凉降压，具有润肺、养阴止血、止泻降压之功效。

「家常炖白菜」

厨具：炒锅

烹饪方法：炒、煮

分量：2～3人份

功效：润肠通便，护肤养颜

材料：

白菜450克，排骨250克，香菜段、葱、花椒各适量，盐2克，鸡粉1克，食用油适量

做法：

✤ 白菜洗净，撕成长方片；排骨洗净，切成段；葱切葱段。

✤ 锅内加适量清水烧开，放入排骨段煮沸，再捞出洗净。

✤ 炒锅倒入食用油烧热，放入排骨段，炒至八成熟。

✤ 下花椒、葱段炒出香味，加入白菜片炒至变软。

✤ 倒入汤汁，加盐，用小火炖煮至熟烂，加鸡粉调味，盛出装盘，撒上香菜段即可。

养生分析：

白菜含有多种维生素和丰富的矿物质，对于护肤、养颜、润肠排毒、促进人体对动物蛋白的吸收等都有极大功效。

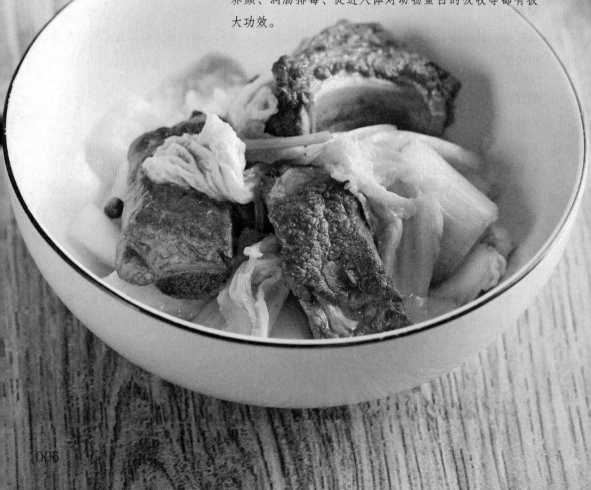

「玉米煲老鸭」

厨具：砂锅

烹饪方法：炖

分量：2 人份

功效：养胃滋阴，清肺解热

材料：玉米段 100 克，鸭肉块 300 克，大枣、枸杞、姜片各少许，高汤适量，鸡粉 2 克，盐 2 克

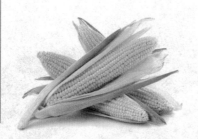

做法：

✤ 锅中注水烧开，放入鸭肉，煮 2 分钟，余去血水，捞出后过冷水。

✤ 砂锅注入高汤烧开，加入鸭肉、玉米段、大枣、姜片，拌匀。

✤ 盖上锅盖，炖 3 小时至食材熟透。

✤ 揭开锅盖，放入枸杞，拌匀，加入鸡粉、盐，拌匀调味，搅拌片刻，煮 5 分钟，将煮好的汤盛出即可。

养生分析：

鸭肉性寒，味甘、咸，归脾、胃、肺、肾经，具有养胃滋阴、清肺解热、大补虚劳、利水消肿等功效。冬季食用鸭肉可以润肺，还可以缓解咽喉干燥等不适。

食悟笔记：

将大枣去核后再煮，便于食用，有效成分也更易析出。

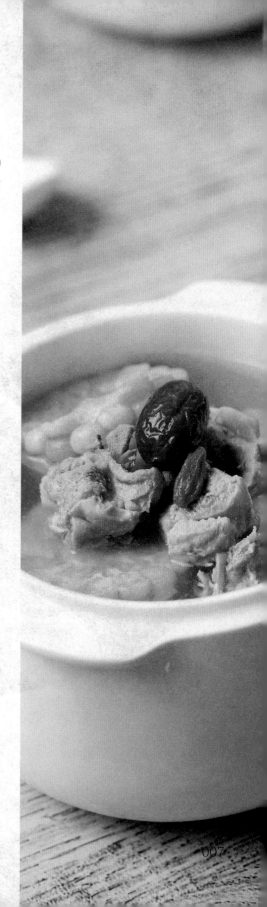

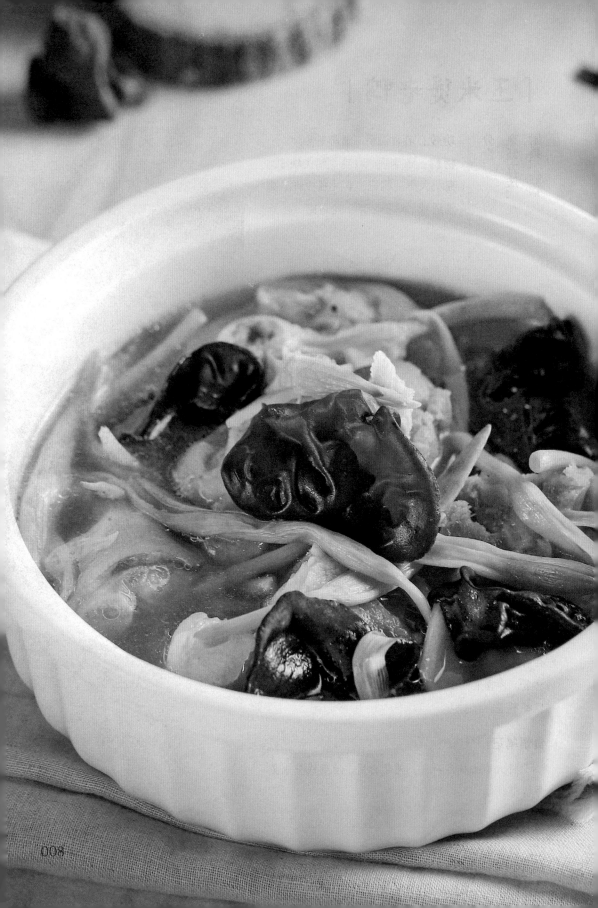

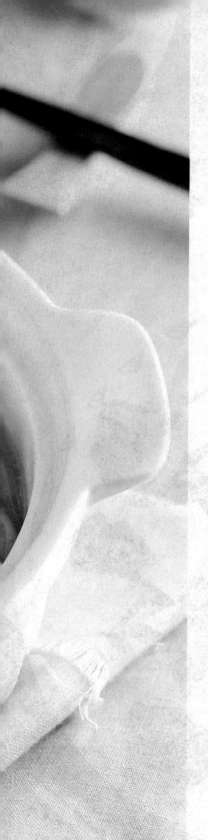

「黄花木耳猪蹄汤」

分量： 2 人份

烹饪方法： 煮

厨具： 砂锅

功效： 补肾养血，改善微循环

材料： 猪蹄 350 克，黄花菜、木耳各 25 克，姜适量，盐、胡椒粉各适量

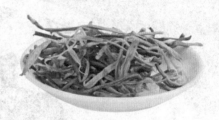

做法：

✤ 将猪蹄刮洗干净，斩成块，放入冷水锅煮沸，捞出洗净。

✤ 姜切片；黄花菜、木耳洗净，备用。

✤ 砂锅内注入适量清水，放入姜片、猪蹄块，大火煮沸。

✤ 转小火煨至肉熟骨脱，加入黄花菜、木耳，大火煮沸，煨约 10 分钟。

✤ 撒盐、胡椒粉调味即可。

养生分析：

　　冬季吃猪蹄在民间一直被认为是大补气血的食疗佳方。中医认为，猪蹄味甘、咸，性平，具有补血、补肾精等功效。人到了一定年纪，肾精虚损、腰酸腿软、驼背、步态蹒跚等现象很容易发生，这时食用猪蹄，能够填补肾精而使腰腿强健，经常食用还可防止营养障碍并能改善全身的微循环。

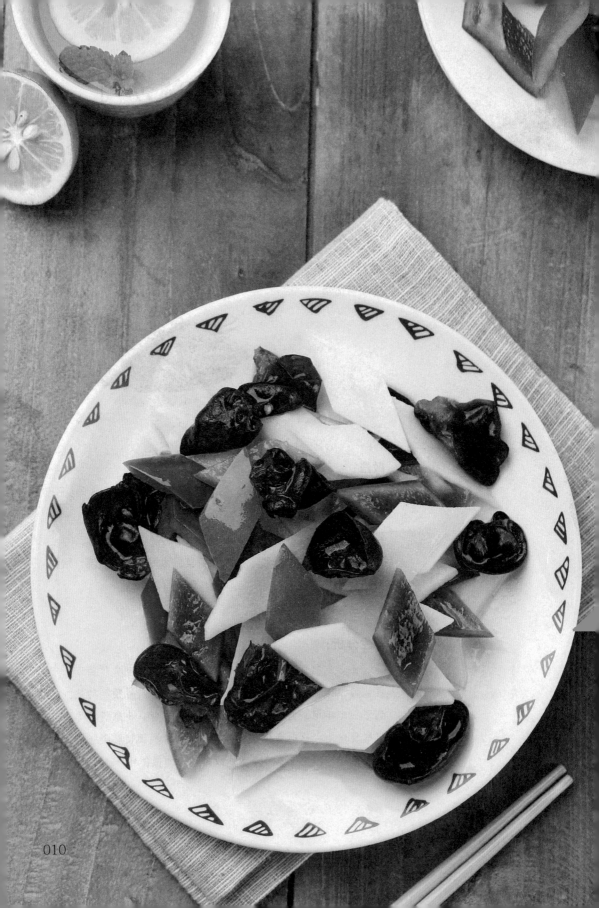

「黑木耳炒山药」

分量： 3 人份
烹饪方法： 炒
厨具： 炒锅
功效： 补脾养肺，预防心脑血管疾病

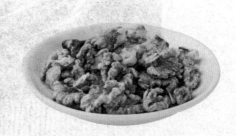

材料：

鲜山药 300 克，干黑木耳 50 克，核桃肉 100 克，红、绿彩椒各适量，生姜、葱、大蒜、生粉、盐、花生油各适量

做法：

✚ 鲜山药去皮切片，干黑木耳泡发、焯水，生姜切片，葱切段，大蒜切粒，红、绿彩椒切块备用。

✚ 热油起锅，爆香生姜、葱、大蒜，再放入鲜山药、黑木耳、核桃肉、红彩椒、绿彩椒翻炒。

✚ 生粉兑适量冷水混匀，慢慢加入锅中，大火翻炒，加盐调味即可。

养生分析：

　　黑木耳能够益气通便、补血止血，其有效成分具有抗凝作用，能阻止血液中的胆固醇在血管上沉积和凝结。山药味甘，性平，补而不腻，又能充当主食，其与核桃肉相配，具有补脾养肺、固肾益精的功效，特别适合老年人及心血管疾病高发人群食用。

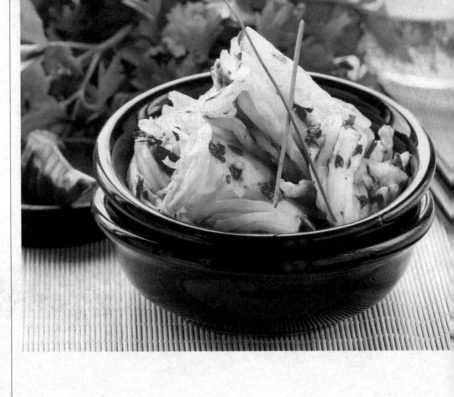

「泡白菜」

厨具：汤锅

烹饪方法：煮、腌渍

分量：2人份

功效：护肤养颜，减脂降醇

材料：

白菜250克，红椒20克，生姜15克，蒜梗、辣椒粉、辣椒面各10克，盐15克，白糖10克，粗盐20克

做法：

+ 将白菜切成四等份长条；生姜拍碎；红椒切粒，留部分红椒圈，剩余的剁碎；蒜梗切碎。
+ 锅中加约2000毫升清水烧开，倒入白菜条，煮约1分钟，捞出，加入粗盐，拌匀，腌渍1天。
+ 锅中注入少许清水烧开，放入辣椒面、切好的食材、辣椒粉，拌匀煮沸，加入盐、白糖，拌匀制成泡汁，盛出，放凉。
+ 腌渍好的白菜条用清水洗净，盛入碗中，放入调好的泡汁，拌匀，在碗中腌渍1天，盛出装盘即可。

养生分析：

　　冬季气候干燥，寒风凛冽，对人的皮肤伤害很大，白菜富含维生素C、维生素E，多吃有利于护肤养颜。中老年人和肥胖者多吃白菜有利于减肥，白菜中所含的果胶还能帮助排除人体多余的胆固醇。

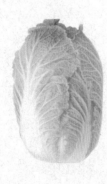

「干贝木耳玉米瘦肉汤」

厨具：砂锅

烹饪方法：煮

分量：2人份

功效：健脾止泻，活血益气

材料：玉米200克，去皮胡萝卜150克，瘦肉150克，水发黑木耳30克，水发干贝5克，去皮马蹄100克，盐2克

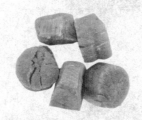

做法：

✛ 洗净的胡萝卜切滚刀块；洗好的玉米切段；洗净的瘦肉切块。

✛ 锅中注入清水烧开，倒入瘦肉，氽煮片刻。

✛ 将氽煮好的瘦肉捞出，沥干水分，装入盘中。

✛ 砂锅加入清水、瘦肉、玉米、胡萝卜、马蹄、木耳、干贝，拌匀。

✛ 盖上锅盖，大火煮开，转小火煮180分钟至析出有效成分。

✛ 揭开锅盖，加盐，搅拌至入味，将煮好的汤盛出，装入碗中即可。

养生分析：

立冬作为冬季的一个重要节气，一直受到人们的重视，立冬的养生也早已成为一个传统，喝上一碗干贝木耳玉米瘦肉汤，寒意都会减少几分。木耳味甘，性平，具有很多药用功效，能益气强身，有活血效能，并可缓解缺铁性贫血等症状。

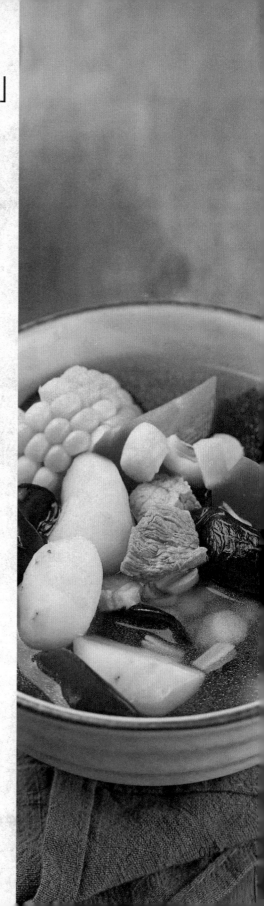

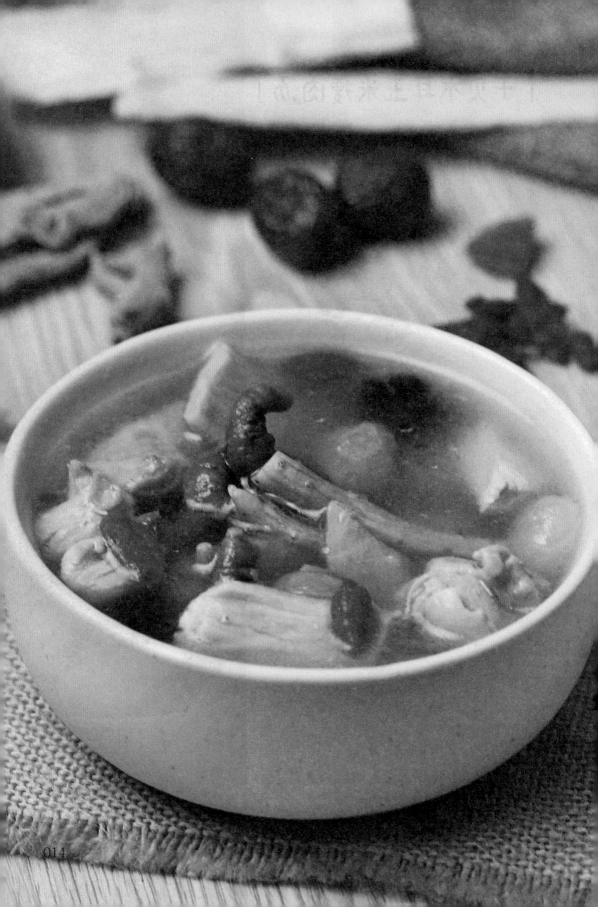

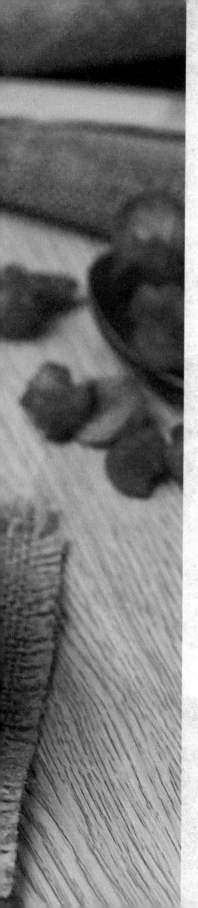

「人参滋补汤」

分量： 2 人份
烹饪方法： 炖
厨具： 炖锅
功效： 养心安神，补气补血

材料： 鸡 300 克，猪瘦肉 35 克，人参、党参、北芪、桂圆、枸杞、红枣各适量，姜片、高汤、盐、鸡粉各适量

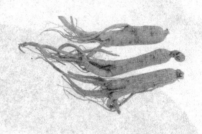

做法：

✤ 鸡洗净斩块，锅中倒入适量清水，倒入鸡块。

✤ 再倒入瘦肉，汆煮约 5 分钟至断生，用漏勺捞出，沥干水分，装盘备用。

✤ 将煮好的鸡块、瘦肉放入炖盅，再加入洗净的药材和姜片。

✤ 锅中倒入高汤煮沸，加盐、鸡粉，拌匀调味，将高汤舀入炖盅，加上盖。

✤ 炖锅中加入适量清水，放入炖盅，盖上锅盖炖 1 小时，取出，装碗即可。

养生分析：

　　冬季是最佳的进补时节，合理地吃些人参对身体健康大有益处。中医认为人参是"百草之王"，其作为药品具有安精神、定魂魄、补五脏的好处，尤适宜身体虚弱者、气血不足者、气短者、贫血者、神经衰弱者。

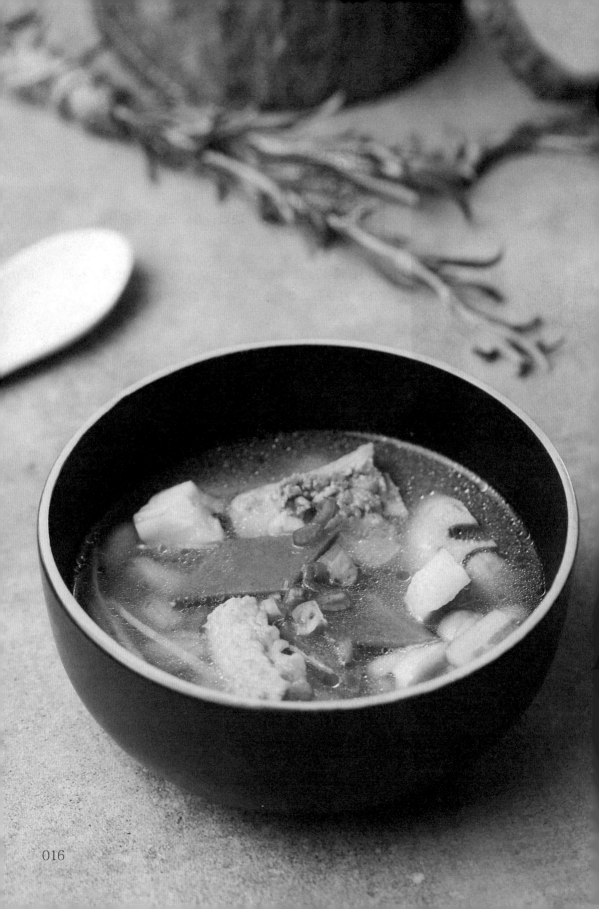

莲藕排骨汤

分量：2 人份

烹饪方法：煲

厨具：砂锅

功效：补益气血，增强免疫力

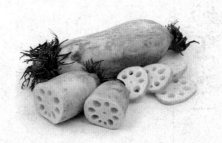

材料：

莲藕 250 克，排骨段 200 克，生姜 15 克，葱 10 克，胡萝卜片、花生米各少许，盐 3 克，料酒 7 毫升，鸡汁 12 毫升

做法：

✤ 材料洗净。去皮的生姜切细丝；葱切成细末；莲藕去皮，切小块。

✤ 锅中倒入适量清水烧开，放入排骨段，搅拌匀，汆煮约 1 分钟，再捞出排骨，沥干水分，待用。

✤ 锅中注入适量清水烧热，撒上姜丝，倒入洗净的花生米，再放入汆煮过的排骨，搅拌匀。

✤ 取砂锅，盛入锅中的原料，再把砂锅置于旺火上，盖好盖，用小火煲煮约 1 小时，至排骨熟软。

✤ 揭开锅盖，放入莲藕块，加盐、料酒、鸡汁调味，盖上锅盖，用小火续煮约 10 分钟，至食材入味。

✤ 关火后取下盖，撒入葱末、胡萝卜片即成。

养生分析：

胡萝卜含有蛋白质、糖类、维生素 B_2、维生素 C、维生素 E、胡萝卜素等营养成分，具有利水利尿、清热解毒等作用。莲藕含铁量较高，钙、植物蛋白质、维生素以及淀粉含量也很丰富，非常适合缺铁性贫血的患者食用，有明显的补益气血、增强人体免疫力的作用。

「彩椒山药炒玉米」

厨具：炒锅

烹饪方法：炒

分量：1～2人份

功效：生津益肺，促进新陈代谢

材料：

鲜玉米粒 60 克，彩椒 25 克，圆椒 20 克，山药 120 克，盐、白糖、鸡粉各 2 克，水淀粉 10 毫升，食用油适量

做法：

✤ 洗净的彩椒、圆椒切成块；洗净去皮的山药切成丁。

✤ 锅中注入适量清水烧开，倒入洗净的玉米粒，用大火略煮片刻。

✤ 放入山药、彩椒、圆椒，加少许食用油、1克盐，拌匀，煮至断生，捞出，沥干水分，待用。

✤ 用油起锅，倒入焯过水的食材，炒匀，加入1克盐、白糖、鸡粉，炒匀调味，用水淀粉勾芡即可。

养生分析：

从立冬开始，人体的新陈代谢处于相对缓慢的时期，这时人体的毒素不易排出。玉米胚尖所含的营养物质有增强人体新陈代谢、调整神经系统的功能，能使皮肤细嫩光滑，抑制、延缓皱纹的产生。

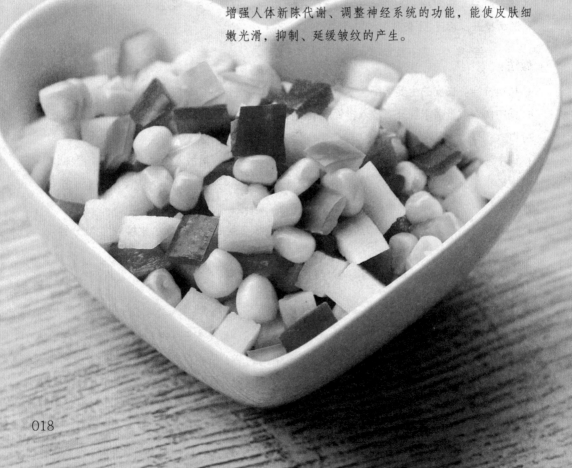

「花胶白菜猪腱汤」

厨具：砂锅

烹饪方法：煮

分量：2人份

功效：美容养颜，排毒润肠

材料：猪腱肉 200 克，水发花胶 150 克，白菜叶 280 克，陈皮 1 片，金华火腿 90 克，葱白、姜片各少许，盐 2 克

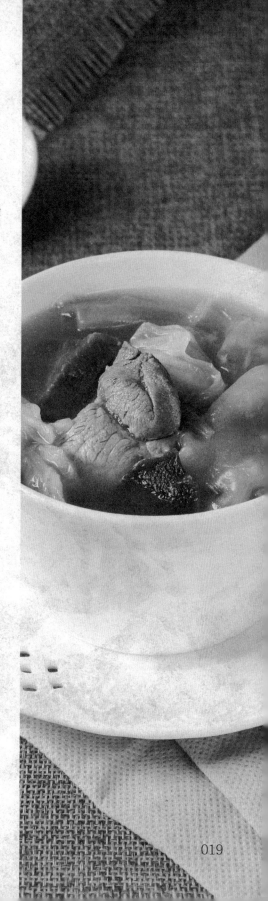

做法：

✦ 洗净的白菜叶切块；洗净的猪腱肉切大块；洗好的花胶切段；火腿切块。

✦ 锅中注水烧热，倒入猪腱肉，汆煮去血水，捞出；放入火腿，汆煮一会儿，去盐分，捞出。

✦ 砂锅注水，倒入猪腱肉、火腿、花胶、陈皮，放入姜片、葱白，拌匀。

✦ 盖上锅盖，用大火煮开后转小火续煮 2 小时至入味。

✦ 揭开锅盖，倒入切好的白菜叶，拌匀，盖上锅盖，焖 20 分钟至熟软。

✦ 揭开锅盖，加入盐，拌匀调味，关火后盛出煮好的汤，装碗即可。

养生分析：

立冬是冬季的开始，我国古代有"立冬之日，水始冰，地始冻"的说法。天一冷，白菜里的蛋白质、淀粉在淀粉酶的作用下，水解成氨基酸，接着转化成糖分。对白菜本身来说，细胞液浓度增高，水分自然就减少，这样它们就能暖暖地过冬。而白菜中的纤维素不但有润肠、促进排毒的功能，还能促进人体对动物蛋白质的吸收。

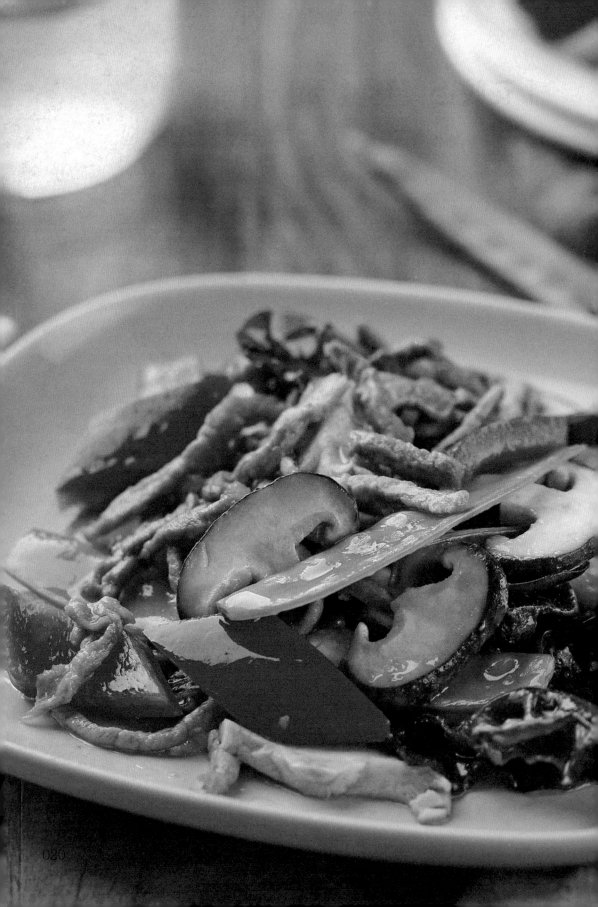

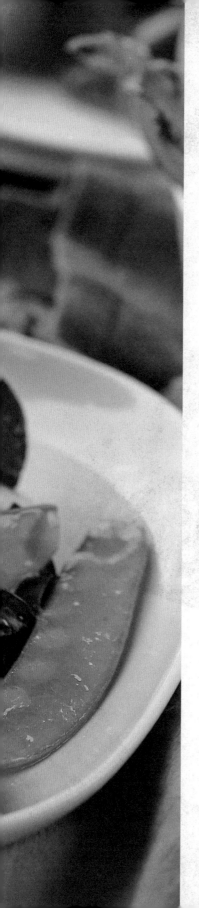

「香菇荷兰豆炒瘦肉」

分量： 3 人份

烹饪方法： 炒

厨具： 炒锅

功效： 软化血管，增强免疫力

材料： 猪瘦肉 100 克，荷兰豆 200 克，干黑木耳 50 克，香菇 5 个，红彩椒适量，白酒、花生油、盐、生抽各适量

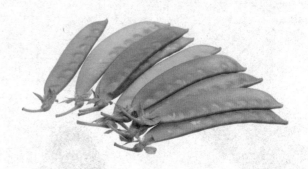

做法：

✦ 猪瘦肉洗净切丝；香菇泡发，去蒂切片；黑木耳泡发；红彩椒切片。

✦ 荷兰豆去筋络，洗净，同黑木耳焯水备用。

✦ 热油起锅，放入香菇、黑木耳、猪瘦肉爆炒 3 分钟，加入荷兰豆、红彩椒片继续翻炒，再加入少许白酒、生抽、盐调味，炒匀即可。

养生分析：

　　香菇和荷兰豆含有多种维生素及蛋白质，营养极其丰富，而且能够促进新陈代谢，增强机体免疫力。黑木耳有软化血管的作用，与猪瘦肉同炒，味道清香，口感清脆，适合大众食用。

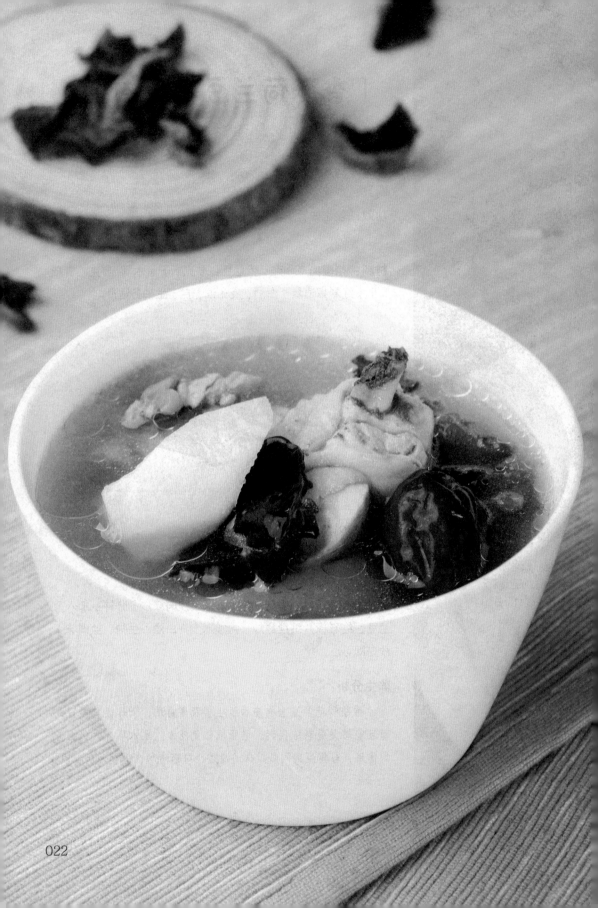

黑木耳山药煲鸡汤

分量： 2 人份

烹饪方法： 炖

厨具： 炖锅

功效： 清肠抗癌，提高人体免疫力

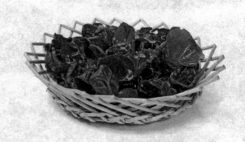

材料：

去皮山药 100 克，水发木耳 90 克，鸡肉块 250 克，红枣 30 克，姜片少许，盐、鸡粉各 2 克

做法：

+ 洗净的山药切滚刀块。
+ 锅中注水烧开，倒入洗净的鸡肉块，汆煮一会以去除血水。
+ 捞出汆好的鸡肉，沥干水分，装盘待用。
+ 炖锅注入适量清水，倒入汆好的鸡肉块，放入切好的山药块。
+ 加入泡好的木耳，倒入洗净的红枣和姜片，盖上锅盖，大火炖煮。
+ 待鸡汤煮开，转小火，续炖 100 分钟至食材析出有效成分。
+ 揭开锅盖，加入盐、鸡粉，搅拌调味，盖上锅盖，稍煮片刻。
+ 关火，揭开锅盖，盛出鸡汤，装碗即可。

养生分析：

　　研究发现，常吃黑木耳可抑制血小板凝聚，降低血液中胆固醇的含量，对冠心病、动脉血管硬化、心脑血管病颇为有益，并有一定的抗癌作用。而且，黑木耳中的胶质还可将残留在人体消化系统内的灰尘杂质吸附聚集，排出体外，起到清涤肠胃的作用。山药是身体虚弱、疲劳或刚刚病愈者恢复体力的最佳食品，不但可以抗癌，对于癌症患者治疗后的调理也极具疗效，经常食用有提高免疫力、预防高血压、降低胆固醇、利尿和润滑关节的作用。

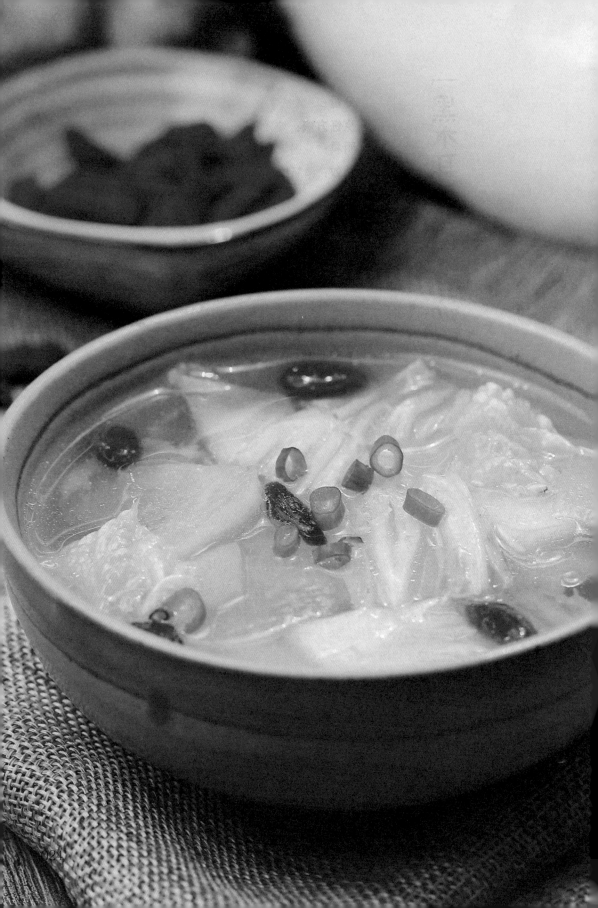

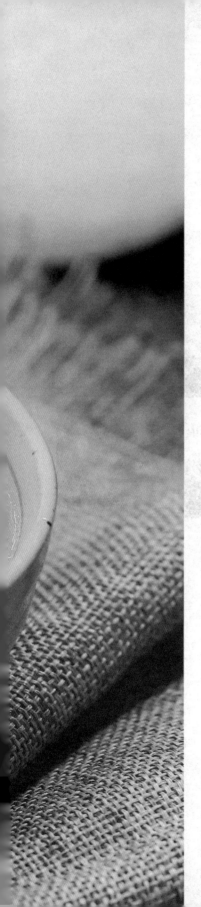

「白菜冬瓜汤」

分量： 2 人份
烹饪方法： 煮
厨具： 炒锅
功效： 养胃生津，护肤养颜

材料： 大白菜 180 克，冬瓜 200 克，枸杞 8 克，姜片、葱花少许，盐 2 克，鸡粉 2 克，食用油适量

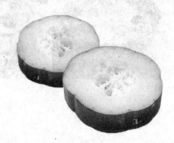

做法：

✣ 将洗净去皮的冬瓜切成片，洗好的大白菜切成小块。

✣ 用油起锅，放入少许姜片，爆香，倒入冬瓜片，翻炒匀。

✣ 放入切好的大白菜，炒匀，倒入适量清水，放入洗净的枸杞。

✣ 盖上锅盖，烧开后用小火煮 5 分钟，至食材熟透。

✣ 揭开锅盖，加入适量盐、鸡粉，搅匀调味，将煮好的汤料盛出，装入碗中，撒上葱花即成。

养生分析：

　　大白菜具有较高的营养价值，含有丰富的维生素 C 和钙，对于护肤养颜、防止女性乳腺癌、润肠排毒等都有极大功效。中医认为大白菜能养胃生津、除烦解渴、利尿通便、清热解毒，多食大白菜，还能预防和治疗便秘，预防痔疮及结肠癌等。

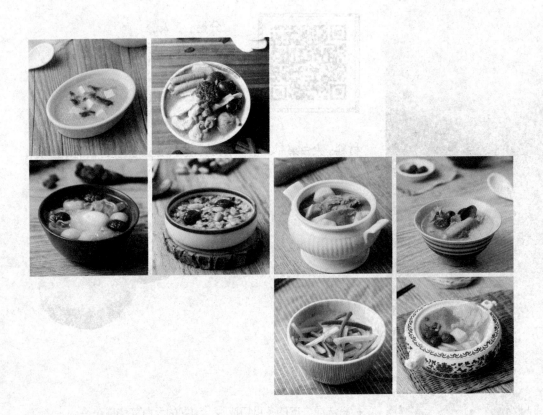

小雪

——悄然小雪至，始觉寒

「万物藏，肾气水旺」，冬季养「藏」而固肾气，肾脏功能正常，则可调节机体适应严冬的气候变化。除了固肾之外，每当进入小雪时节，很多人开始出现血虚反应，气血不足，引起头晕眼花等。

所谓血虚，即是营养人体的物质不足，不能发挥濡养人体的作用，表现为不耐劳作、面色无华苍白，且健忘、失眠、舌淡、脉细。所以小雪时节，宜补气血，桂圆、红枣都是不错的选择。

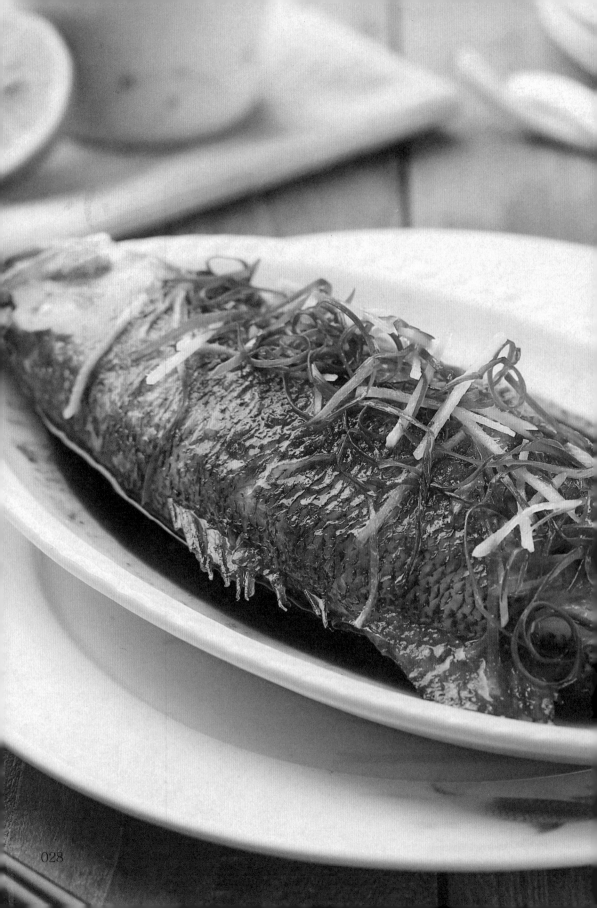

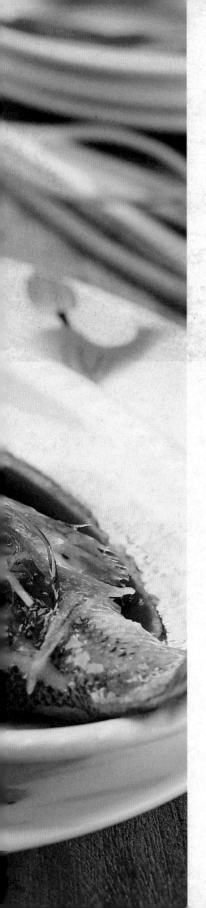

「香蒜鱼」

分量：3 人份

烹饪方法：煎、蒸

厨具：煎锅、蒸锅

功效：利水消肿，温中和胃

材料：鲈鱼 1 条，红辣椒 1 个，绿茶叶 3 克，葱、生姜、大蒜、花生油、生抽、盐各适量

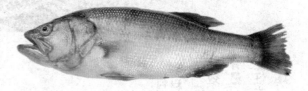

做法：

✦ 鲈鱼宰好洗净沥干；红辣椒切丝；大蒜切碎；生姜、葱切丝备用。

✦ 热油起锅，放入鲈鱼煎至两面金黄。

✦ 鲈鱼放入碟子，将红辣椒、绿茶叶、生姜、大蒜、花生油、盐混合均匀后，填入鱼腹，放入蒸锅隔水清蒸 8 分钟。

✦ 出锅，在鱼身上淋上适量生抽，撒上葱丝，再浇上热油即可。

养生分析：

　　鲈鱼肉具有健脾、利水消肿的功效，且鱼肉纤维细，容易消化吸收，搭配去积消滞的大蒜、温中和胃的生姜、辛辣散寒的辣椒、防温燥太过的绿茶叶，该菜品味道辛香，风味独特，特别适合喜欢吃辣而又怕上火的人士食用。

食悟笔记：

　　不喜欢辣的可以不加辣椒，菜品中的茶叶咀嚼后能清除口腔中的蒜味。

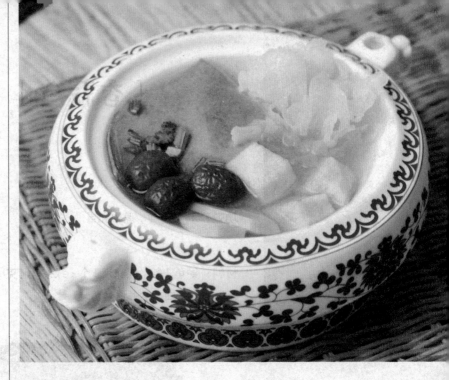

「石斛银耳红枣煲猪肝」

功效： 补肝明目，补血防寒

分量： 2人份

烹饪方法： 煲

厨具： 砂锅

材料：

银耳25克，雪梨100克，石斛10克，猪肝300克，姜适量，红枣10克，盐适量

做法：

+ 红枣去核，洗净；姜洗净去皮，切片；银耳浸透后洗净；猪肝洗净，切块。

+ 雪梨洗净，去核，切块；石斛洗净，用刀拍软；红枣洗净，待用。

+ 锅中注水烧开，将猪肝放入开水锅中烫5分钟后捞出。

+ 砂锅中注水，放入所有材料，大火煮开。

+ 改小火煲2小时，加盐调味，盛出即可。

养生分析：

猪肝味甘、苦，性温，归肝经，能补肝明目、养血，可用于血虚、萎黄、夜盲、目赤、浮肿、脚气等症。猪肝含有丰富的铁、磷，它们是造血不可缺少的原料，还富含蛋白质、卵磷脂和微量元素及维生素A，可缓解因畏寒而产生的腹痛症状。冬季吃猪肝可补血防寒、改善气色。

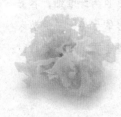

「鹿茸枸杞红枣鹌鹑汤」

厨具：砂锅

烹饪方法：煮

分量：一~二人份

功效：振奋阳气，祛除阴寒

材料：鹌鹑250克，鹿茸15克，红枣30克，枸杞少许，姜片少许，高汤适量，盐2克

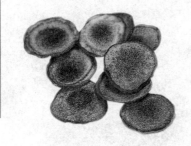

做法：

✤ 锅中注水烧开，放入鹌鹑，汆水，捞出，过一下凉水，备用。

✤ 砂锅中倒入适量高汤，放入汆过水的鹌鹑，再放入红枣、鹿茸、姜片、枸杞，稍微搅拌一会儿。

✤ 盖上锅盖，用大火煮15分钟，转中火煮约3小时至食材熟软。

✤ 揭开锅盖，加入盐，搅拌均匀至食材入味，盛出装碗，待稍微放凉即可食用。

养生分析：

　　隆冬季节，万物封存，人体阳气收敛，阴精固密。在这种状态下，进服鹿茸既能振奋阳气、祛除阴寒、鼓舞生机，同时又可使鹿茸的温热之性得到制约，避免了服食温热药物产生的副作用。

食悟笔记：

　　鹌鹑汆水时，可以加几片姜，能更好地去除腥味。

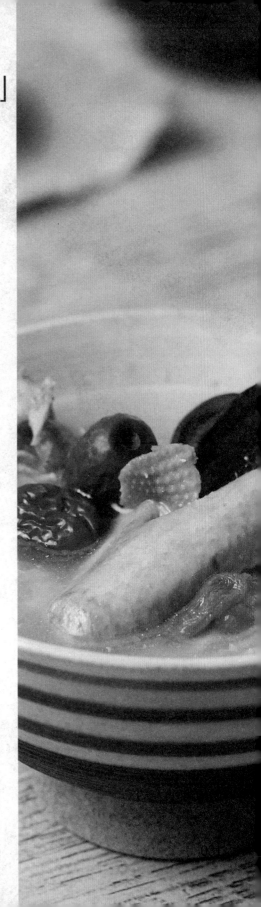

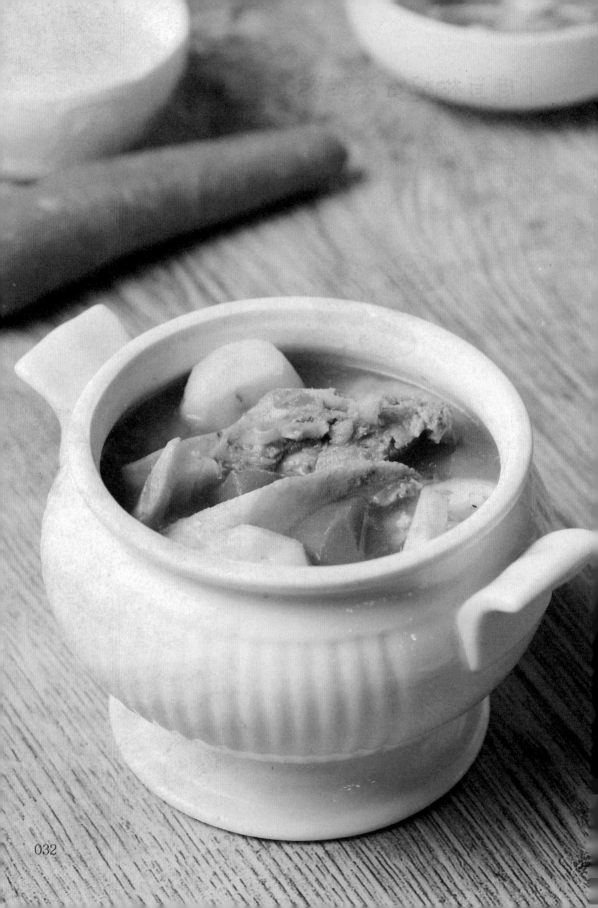

胡萝卜马蹄兔骨汤

分量: 2 人份
烹饪方法: 煮
厨具: 砂锅
功效: 生津润肺，化痰利肠

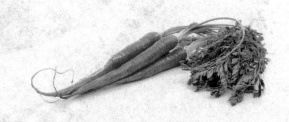

材料:

兔骨块 150 克，猪骨块 80 克，马蹄 60 克，水发黄豆、胡萝卜各 50 克，姜片少许，料酒 5 毫升，盐、鸡粉、胡椒粉各 2 克

做法:

+ 胡萝卜切滚刀块；马蹄去皮，切小块。
+ 沸水锅中倒入猪骨、兔骨，氽水捞出。
+ 砂锅中注水烧开，倒入黄豆、胡萝卜、马蹄、猪骨、兔骨、姜片。
+ 淋入料酒提味，烧开后转小火煮约 1 小时，调入盐、鸡粉、胡椒粉即可。

养生分析:

　　冬季养生的重点在于"清润抗燥"，要多吃蔬菜、水果。马蹄是非常适合的清润水果，有清热润肺、生津消滞的作用。马蹄味甘，性寒，富含黏液质，具有清肺热、生津润肺、化痰利肠、通淋利尿、凉血化湿、消食除胀的功效。

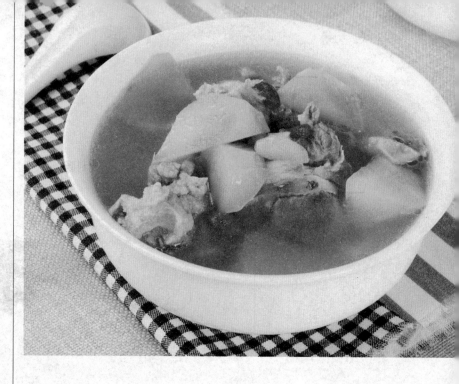

厨具：砂锅

烹饪方法：煮

分量：2~3人份

功效：润肺去燥，利尿降压

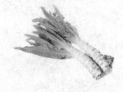

材料：

去皮莴笋 200 克，筒骨 500 克，黄芪 30 克，枸杞 30 克，麦冬 30 克，姜片少许，盐 1 克，鸡粉 1 克

做法：

✛ 所有材料洗净；莴笋切滚刀块。

✛ 沸水锅中放入筒骨，汆烫约 2 分钟，捞出待用。

✛ 砂锅中注水烧热，放入筒骨、麦冬、黄芪、姜片，搅匀。

✛ 盖上锅盖，用大火煮开后转小火续煮 2 小时至汤水入味。

✛ 揭开锅盖，倒入莴笋搅匀，盖上锅盖，续煮 20 分钟至莴笋熟软。

✛ 揭开锅盖，放入枸杞稍煮片刻，加盐、鸡粉调味，盛出即可。

养生分析：

　　寒冷而干燥的冬季，饮食以"甘平"为主，即多吃有清肝作用的食物。莴笋肉质细嫩，常吃可以增强胃液和消化液的分泌，增进胆汁的分泌，除此之外，还含有较多的维生素A、胡萝卜素、钾等营养成分，其含有大量的胆碱，能减少胆固醇在人体内的堆积。

「肉桂生姜柿子茶」

厨具：砂锅

烹饪方法：煮

分量：3人份

功效： 润肺化痰，滋润皮肤

材料： 肉桂皮 3 克，生姜 30~50 克，柿子饼 2~3 个，松子仁、红糖各适量

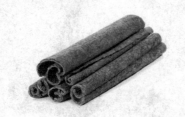

做法：

✤ 柿子饼切块，生姜拍烂备用。

✤ 砂锅内加水煮沸，放入柿子饼、生姜、肉桂，小火煮 20 分钟后熄火，加适量红糖调味，再撒上松子仁，即可饮用。

养生分析：

　　柿子饼具有生津止渴、润肺化痰的功效。肉桂皮性大热，味辛、甘，用它泡茶，能引火归元，并使茶饮芳香。生姜温中和胃，松子仁健脾通便、滋润皮肤。这款茶特别适合体虚人士及老年人饮用。

食悟笔记：

　　糖尿病患者不推荐饮用。

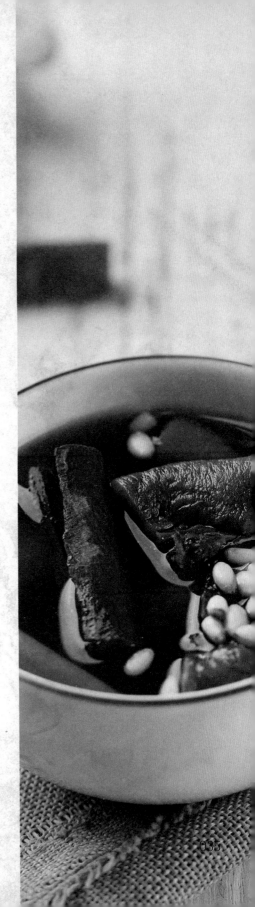

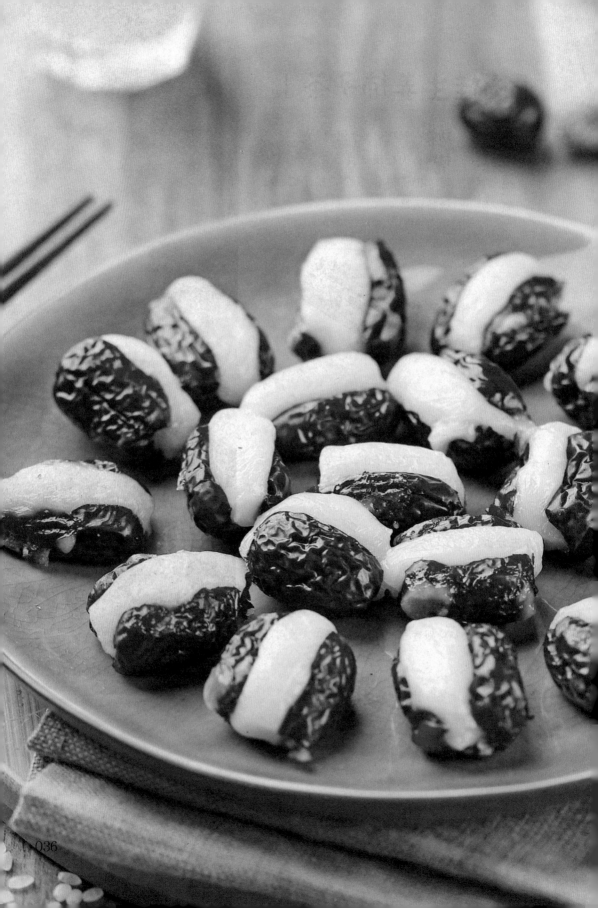

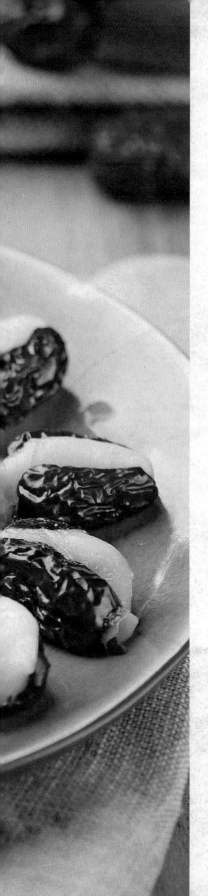

「养胃红枣盒」

分量：3 人份

烹饪方法：蒸

厨具：蒸锅

功效：养胃和中，益气补血

材料：红枣 19 个，枸杞、糯米粉、清水各适量

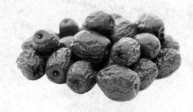

做法：

✤ 糯米粉中加入适量的清水拌匀，和成面团，并将面团切分成小剂子。

✤ 红枣去核，然后将糯米粉小剂子填进红枣中，压实，放上枸杞。

✤ 蒸锅内加水煮沸，放入处理好的红枣，隔水清蒸 5 分钟即可。

养生分析：

糯米养胃和中，可作为主食，以枸杞点缀，搭配红枣，可益气养血、调节脾胃。本品制作简单，特别适合女性养生保健食用。

食悟笔记：

外感发热时不宜食用。

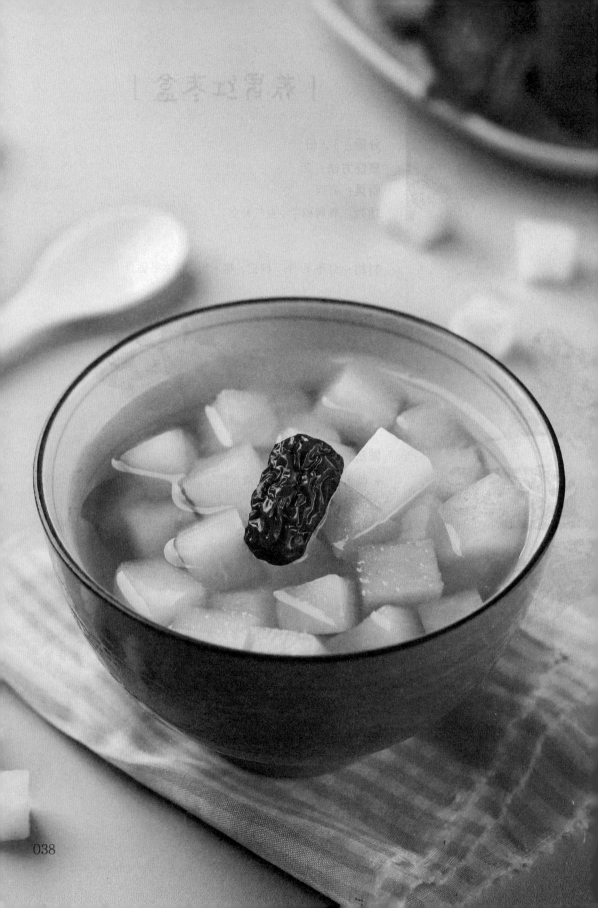

水果萝卜清汤

分量： 2 人份
烹饪方法： 煲
厨具： 砂锅
功效： 生津润燥，增强抵抗力

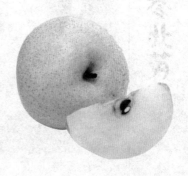

材料：

苹果 1 个，雪梨 1 个，白萝卜半个，生姜 3 片，红枣 1 颗，盐适量

做法：

✚ 苹果、雪梨及白萝卜切块备用。

✚ 砂锅内加水煮沸，放入所有食材，大火烧开转小火煲 40 分钟，加盐调味即可。

养生分析：

　　苹果性味温和，具有促进肠胃蠕动、降低胆固醇、增强体力和抗病能力等作用。雪梨性凉，味甘、微酸，具有生津润燥、清热化痰的功效。白萝卜行气消食、开胃健脾，生姜温中和胃，可调和雪梨的寒性。这款汤品适合大众保健食用。

食悟笔记：

　　白萝卜能抵消人参的功效，因此不推荐与人参同食。

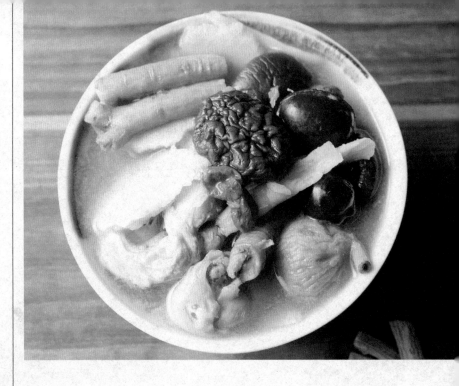

茯苓党参北芪煲鸡

厨具：砂锅

烹饪方法：煲

分量：2人份

功效：补血益气，健脾养胃

材料：

茯苓 20 克，党参 20 克，北芪 20 克，山药 15 克，干冬菇 30 克，无花果 5 颗，红枣 5 颗，鸡 300 ～ 600 克，盐少许

做法：

✛ 鸡不斩件，汆烫去杂质、血水，去除鸡皮后洗净备用。

✛ 干冬菇用清水浸软，挤干再浸泡，重复数次洗净备用。

✛ 红枣洗净，去核备用。

✛ 其他原料用清水洗净并浸泡 10 分钟，重复 2 ～ 3 次洗净备用。

✛ 砂锅中放入 3500 毫升水与所有原料，大火烧滚后转小火煲 3 小时，关火放盐调味即可。

养生分析：

　　茯苓性平，党参和北芪均有补中、益气、生津的功效，用茯苓、党参和北芪煲的鸡汤具有补血益气、健脾养胃、增强体质、提高免疫力、抗病毒的功效。冬季天气寒冷，经常喝能够暖身，非常适合体虚、血瘀的人。

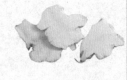

「干贝冬菇枸杞煲鸡」

厨具：砂锅

烹饪方法：煲

分量：2人份

功效：益气健脾，解毒润燥

材料：干贝3～5粒，干冬菇30克，山药20克，枸杞15克，无花果8颗，红枣5颗，鸡300～600克，生姜数片，盐少许

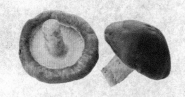

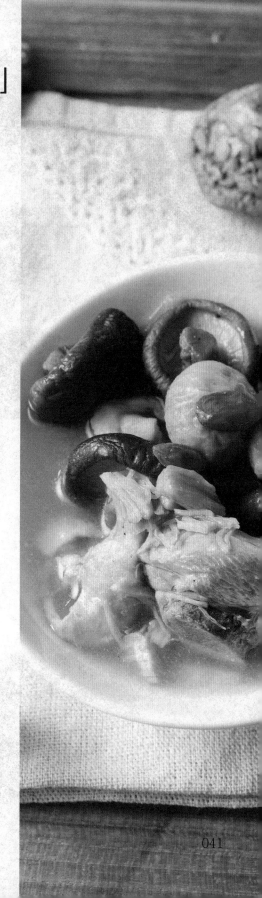

做法：

✤ 鸡不斩件，氽烫去杂质、血水，去除鸡皮后洗净。

✤ 干冬菇用清水浸软，挤干再浸泡，重复数次洗净备用。

✤ 枸杞略洗清除杂质后，沥干备用。

✤ 其他原料用清水洗净并浸泡10分钟，重复2～3次洗净备用。

✤ 砂锅中放入3500毫升水与所有原料，大火烧滚后转小火煲3小时，关火放盐调味即可。

养生分析：

　　冬季养生建议多吃"四冬"：冬菇、冬瓜、冬枣、冬笋。冬菇味甘，性凉，有益气健脾、解毒润燥等功效，冬天常吃冬菇能促进肠道蠕动、消除积食，降低胃肠道对脂肪的吸收和积蓄。

食悟笔记：

　　本品全部选用滋阴养血的食材，煲汤食用可以补阴、养阴、益阴，适合阴虚体质的人调养食用。

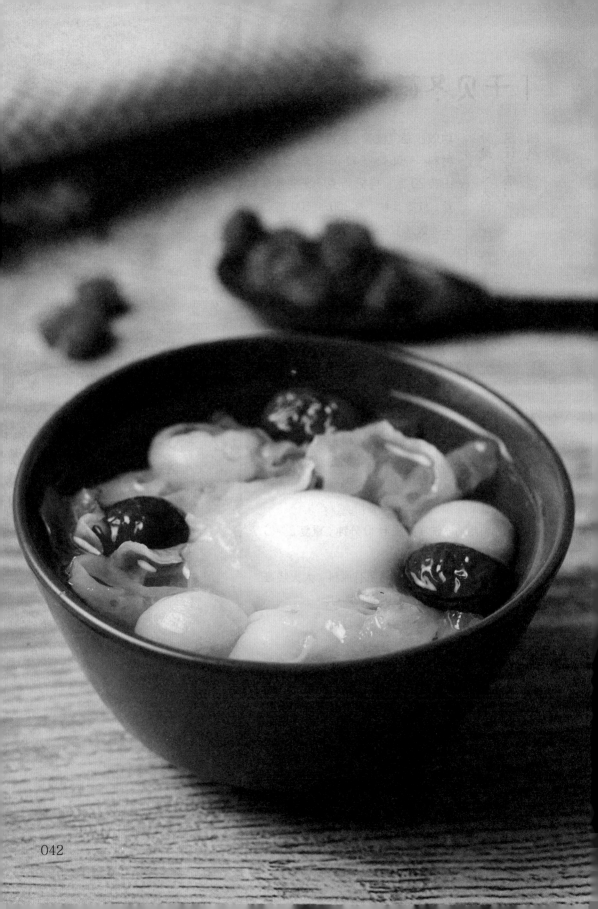

桂圆红枣银耳炖鸡蛋

分量： 1人份

烹饪方法： 煮

厨具： 砂锅

功效： 滋阴润肺，益气清肠

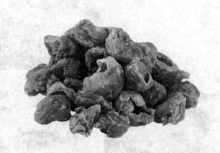

材料：

水发银耳 50 克，桂圆肉 20 克，红枣 30 克，熟鸡蛋 1 个，冰糖适量

做法：

✦ 砂锅中注入适量清水烧开。

✦ 放入熟鸡蛋，再加入洗好的银耳、桂圆肉、红枣。

✦ 搅拌片刻，盖上锅盖，烧开后用大火煮 20 分钟至食材熟透。

✦ 揭开锅盖，加入备好的冰糖，搅拌片刻，至冰糖完全溶化，盛出，装入碗中即可。

养生分析：

　　冬季是进补的好时节，冬季进补与平衡阴阳、疏通经络、调和气血有密切关系。冬令进补应顺应自然，注意养阳，以滋补为主。银耳性平味甘，入肺、胃、肾经，具有滋阴润肺、补脑提神、益气清肠的功效。

食悟笔记：

　　鸡蛋含有蛋白质、卵磷脂、钙、磷、铁、维生素 A、维生素 D 及 B 族维生素，具有补气益肾、强身健体、滋阴润燥等功效。

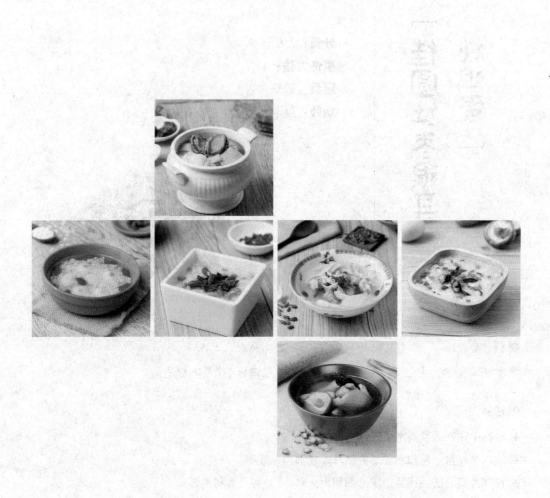

大雪

——忽而大雪，兆丰年

中医认为，大雪时节，积雪冰封，万物闭藏，阳气潜伏，是人体进补的大好时节，但应注意养宜适度，养勿过偏。「秋冬养阴」，阳虚患者在冬季温补阳气的同时，也应注重养阴，补充人体的阴精。阴精的充沛，有利于阳气的生长。对冬不受补的人，要注意应在进补前调理脾胃。

大雪时节地冷天寒，人体为了保存一定的热量，就必须增加体内糖类、脂肪和蛋白质的分解，以便产生更多的能量来满足机体的需要。所以，可以适当多吃富含糖类、脂肪、蛋白质和维生素的食物，以补充因天寒而消耗的能量，益气补血、滋养身体。

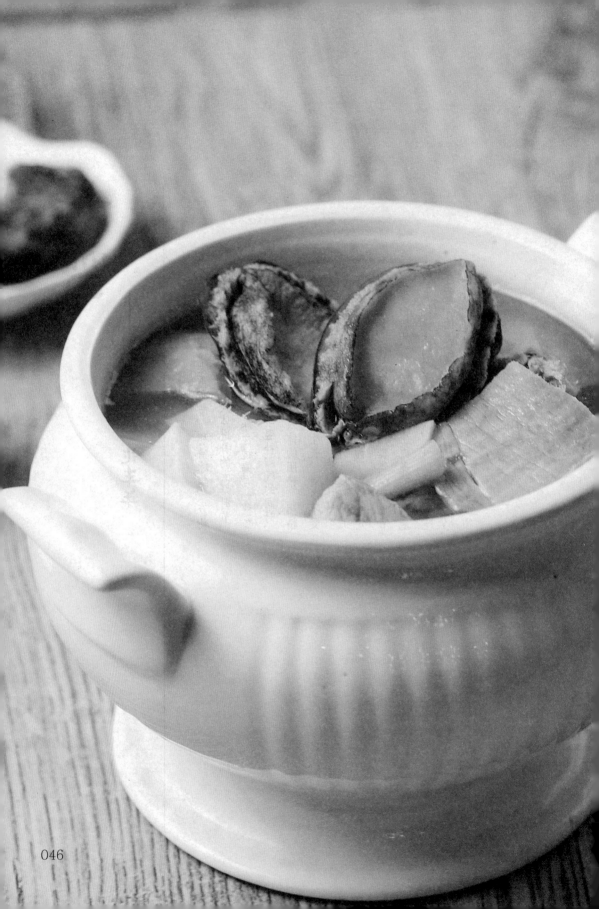

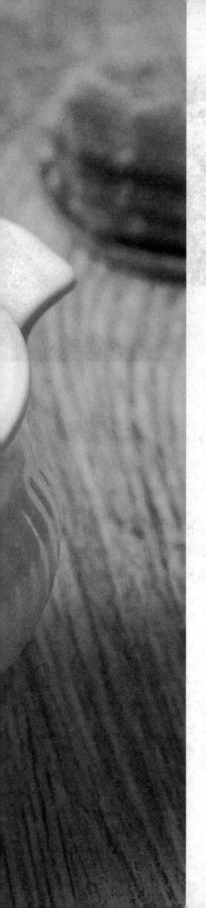

「鲍鱼火腿萝卜排骨汤」

分量： 2人份
烹饪方法： 煮
厨具： 砂锅
功效： 补肾养血，滋阴润燥

材料： 鲍鱼120克，排骨段180克，白萝卜块100克，火腿肠片50克，姜片、葱段少许，盐2克，鸡粉2克，料酒7毫升

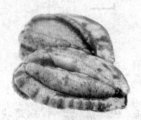

做法：

✤ 将洗净的鲍鱼切开，去除脏器。

✤ 锅中注水烧开，倒入鲍鱼，拌匀，中火煮约1分钟，捞出。

✤ 沸水锅中倒入洗净的排骨段，淋入适量料酒，汆去血水，捞出。

✤ 砂锅中注水烧热，倒入鲍鱼、排骨、白萝卜、火腿肠片、姜片、葱段，淋入剩余料酒，烧开后用小火煮约100分钟至熟透。

✤ 调入盐、鸡粉拌匀，盛出即成。

养生分析：

　　冬天是人体阳气潜藏的季节，生理活动会因气候寒冷而收敛，并将一定的能量储存于体内，所以冬季进食应以御寒食物为主。白萝卜含有大量的维生素及钙、磷、铁、锰等微量元素，可以起到降血脂、软化血管、预防冠心病和动脉硬化的作用。

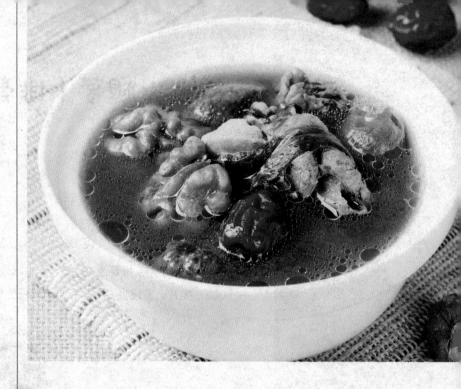

黑豆核桃乌鸡汤

功效：固精强腰，温肺定喘

分量：2人份

烹饪方法：煮

厨具：砂锅

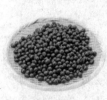

材料：

乌鸡块 350 克，水发黑豆 80 克，水发莲子 30 克，核桃仁 30 克，红枣 25 克，桂圆肉 20 克，盐 2 克

做法：

✤ 锅中注水烧开，倒入乌鸡块，汆煮片刻，捞出待用。

✤ 砂锅中注水，倒入乌鸡块、黑豆、莲子、核桃仁、红枣、桂圆肉，拌匀。

✤ 盖上锅盖，大火煮开转小火煮 3 小时至食材熟软，揭开锅盖，加盐，搅拌片刻至入味。

✤ 关火，盛出煮好的汤，装入碗中即可。

养生分析：

　　按照中医五行学说，冬季属黑，是补肾养肾的季节，因此应当食用一些有益肾气、补肾强肾的食物，核桃就是其中一种不错的选择。中医认为，核桃味甘，性温，入肾、肺、大肠经，可补肾、固精强腰、温肺定喘、润肠通便，常用于肾虚腰痛、小便频数等症。

「鸡骨草排骨汤」

厨具：砂锅

烹饪方法：煮

分量：2人份

功效：改善微循环，预防骨质疏松

材料：排骨 400 克，鸡骨草 30 克，红枣 40 克，枸杞 20 克，葱段、姜片少许，盐适量

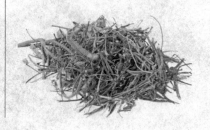

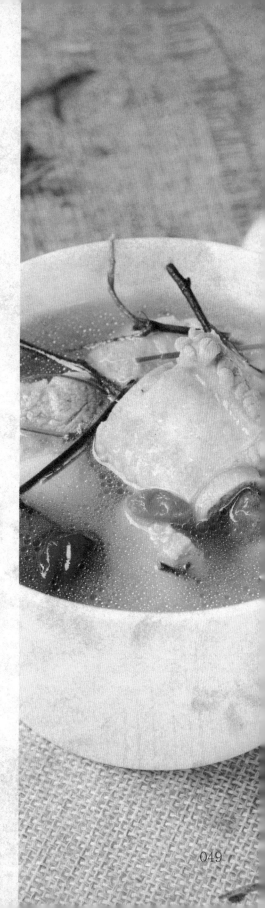

做法：

✤ 锅中注入适量清水，用大火烧开，倒入备好的排骨，搅匀，汆煮片刻去除血水。

✤ 将排骨捞出，沥干水分待用。

✤ 砂锅中注入适量清水，大火烧热，倒入排骨、鸡骨草、红枣、枸杞。

✤ 再放入姜片、葱段，搅拌片刻，盖上锅盖，烧开后转中火煮 40 分钟至熟透。

✤ 揭开锅盖，加入盐，搅匀，将煮好的汤盛出，装入碗中即可。

养生分析：

排骨汤含有丰富的卵磷脂、骨黏蛋白和骨胶原，老年人常喝能预防骨质疏松。人到中老年，微循环易发生障碍，排骨汤中的胶原蛋白等可疏通微循环，从而改善老化症状，起到抗衰老的作用。特别是在秋冬季节，食用骨头汤或排骨煨汤，有良好的滋补功效。

049

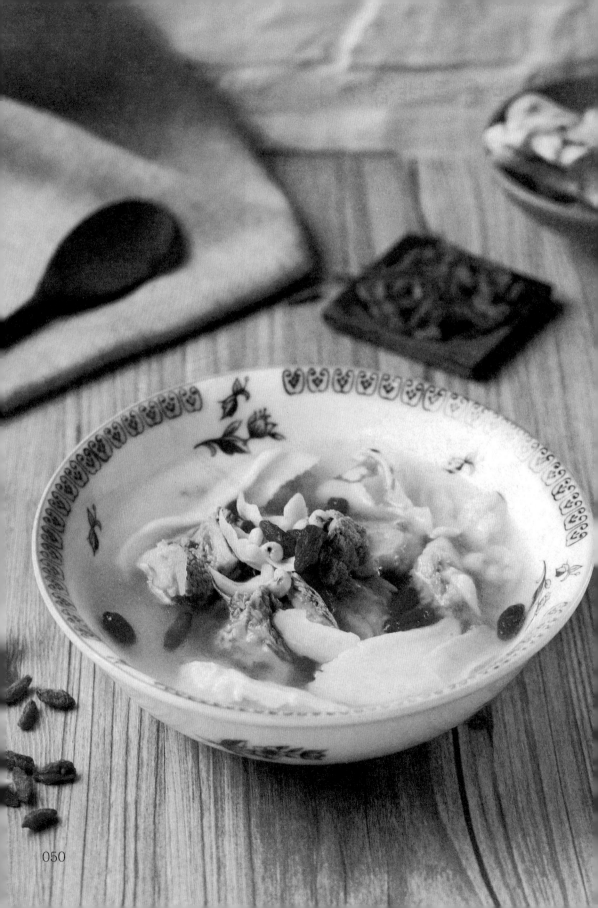

山药百合排骨汤

分量： 1 ~ 2 人份

烹饪方法： 煮

厨具： 砂锅

功效： 健脾益胃，安稳心神

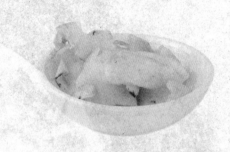

材料：

玉竹 5 克，山药 5 克，枸杞 8 克，龙牙百合 5 克，薏米 10 克，排骨块 100 克，盐 2 克

做法：

✤ 将玉竹、山药、枸杞、龙牙百合、薏米分别洗净后，倒入清水中泡发 10 分钟。

✤ 锅中注水烧开，放入排骨块，汆烫片刻，捞出。

✤ 砂锅中注水烧开，倒入排骨块、玉竹、山药、龙牙百合、薏米，搅拌匀。

✤ 盖上锅盖，大火煮开转小火煮 100 分钟至有效成分析出，揭开锅盖，放入枸杞，拌匀，盖上锅盖，续煮 20 分钟至枸杞熟。

✤ 揭开锅盖，加盐，稍稍搅拌至入味，关火后盛出，装入碗中即可。

养生分析：

冬季天气寒冷，室内和室外温差大，容易诱发心血管疾病。而山药含有大量的黏液蛋白、维生素及微量元素，能有效阻止血脂在血管壁的沉淀，预防心血疾病，还有降血压、安稳心神的作用。此外，山药中含有淀粉酶、多酚氧化酶等物质，有利于促进脾胃消化吸收，健脾益胃，降低患肠胃疾病的风险。

食悟笔记：

排骨汆的时间不要太久，汆去血水即可，以免营养成分流失。

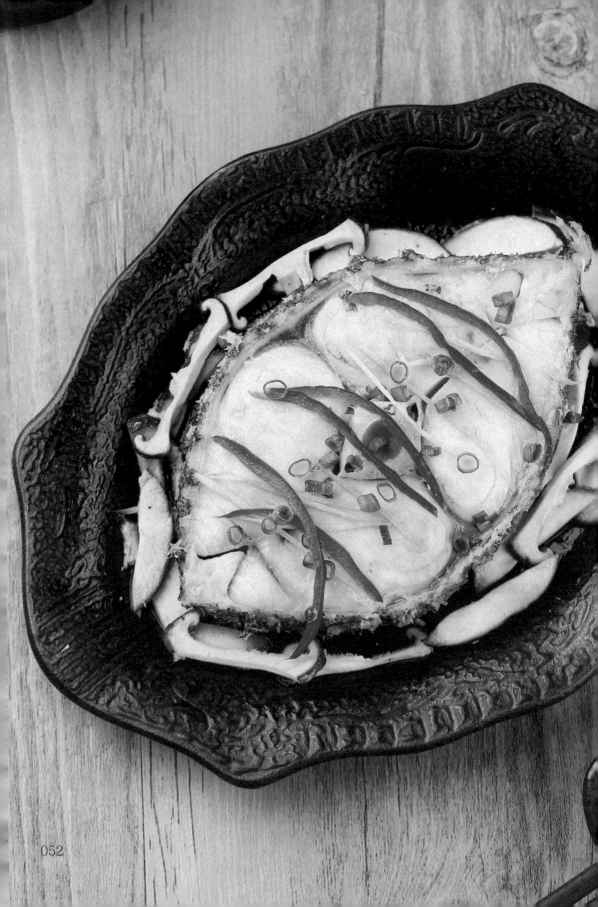

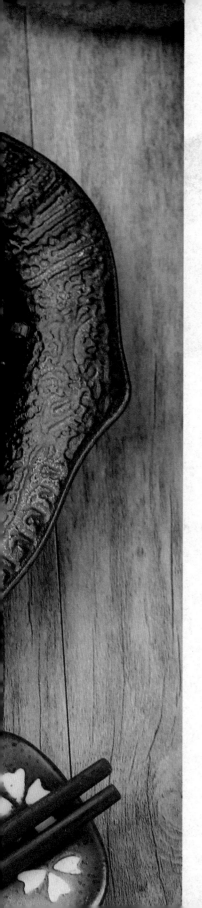

「香菇蒸鳕鱼」

分量： 2人份
烹饪方法： 蒸
厨具： 蒸锅
功效： 平稳血压，预防骨质疏松

材料： 鳕鱼肉200克，香菇40克，红辣椒10克，姜丝、葱花各少许，料酒4毫升，盐、蒸鱼豉油各适量

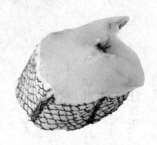

做法：

+ 洗好的香菇切成条，红辣椒切成丝。
+ 洗净的鳕鱼肉装入碗中，放入适量料酒、盐，拌匀。
+ 将鳕鱼装入盘中，加入香菇，再放上辣椒丝、姜丝。
+ 将处理好的鳕鱼放入烧开的蒸锅中，盖上锅盖，用中火蒸8分钟，至食材熟透。
+ 揭开锅盖，将蒸好的鳕鱼取出，浇上少许蒸鱼豉油，撒上葱花即可。

养生分析：

　　香菇又名香蕈，是冬令的滋补食品。香菇性平味甘，是含有高蛋白、低脂肪、多糖、多种氨基酸和多种维生素的菌类食物，还含有多种矿物质，能促进人体新陈代谢，有助于稳定血糖值，适合糖尿病患者食用。鳕鱼肉中的维生素D、钙、磷对骨骼生长十分有利，而且能有效地预防骨质疏松。

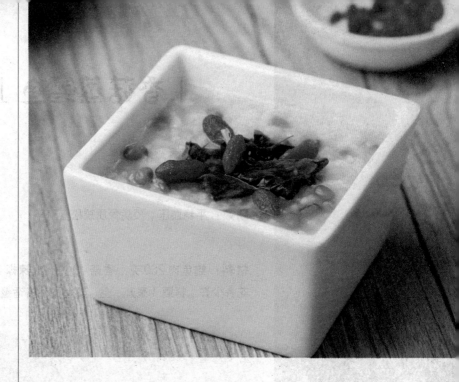

苋菜枸杞绿豆粥

厨具：砂锅

烹饪方法：煮

分量：一人份

功效：平补阳气，养血益精

材料：

水发大米 70 克，枸杞 20 克，水发绿豆 85 克，苋菜 60 克

做法：

+ 把洗净的苋菜切碎，备用。
+ 砂锅中注入适量清水烧开，倒入洗净的枸杞、大米、绿豆，盖上锅盖，煮开后转小火煮 30 分钟至食材熟透。
+ 揭开锅盖，倒入切好的苋菜，搅拌均匀，再盖上锅盖，小火续煮 2 分钟。
+ 揭开锅盖，将粥盛入碗中即可。

养生分析：

冬季寒冷，补肾正当时。枸杞归肝、肾经，吃枸杞能很好地补肾气、平补阳气、益精明目、延缓衰老。

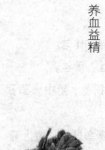
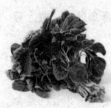

「香菇皮蛋粥」

厨具：砂锅

烹饪方法：煮

分量：一~二人份

功效：开胃降火

材料：香菇20克，皮蛋1个，胡萝卜60克，水发大米80克，姜片、葱花各适量，盐2克，鸡粉2克

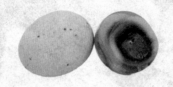

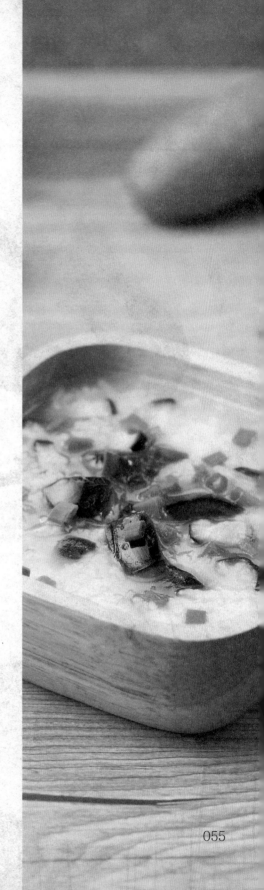

做法：

✤ 洗好的香菇切丁；洗净去皮的胡萝卜切丁；皮蛋剥壳，再切小块。

✤ 砂锅中注水烧开，倒入洗净的大米、胡萝卜丁、香菇丁，搅匀。

✤ 盖上锅盖，烧开后用小火煮约20分钟。

✤ 揭开锅盖，倒入备好的皮蛋块、姜片，搅拌均匀。

✤ 盖上锅盖，用中小火煮约10分钟至食材熟透。

✤ 揭开锅盖，调入适量盐、鸡粉，盛出装碗，撒上葱花即可。

养生分析：

　　冬季天气寒冷干燥，室内外温差大，因此很容易上火，饮食上应注意以清淡为主。香菇皮蛋粥能提供人体所需的蛋白质、维生素及多种矿物质，开胃又降火，非常适合冬季食用。

食悟笔记：

　　煮粥时可以加少许食用油，可使其更黏稠。

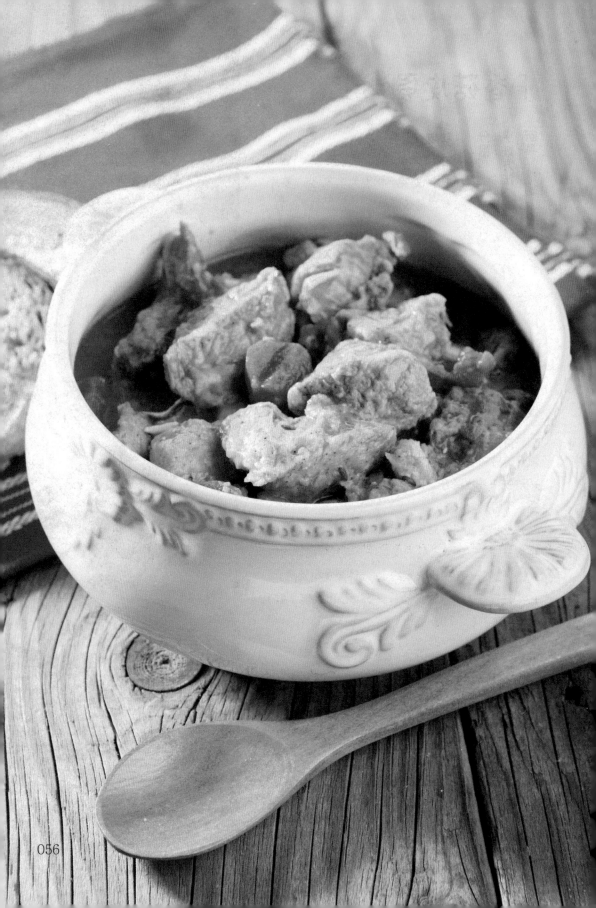

沙茶排骨

分量： 2人份

烹饪方法： 煮

厨具： 炒锅

功效： 祛风散寒，理气止痛

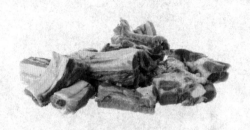

材料：

排骨段255克，胡萝卜80克，八角10克，葱段、姜片各少许，沙茶酱20克，料酒10毫升，盐2克，生抽4毫升，食用油适量

做法：

✤ 洗净去皮的胡萝卜切成块。

✤ 锅中注入清水烧开，倒入处理好的排骨段，汆煮去除血水和杂质，捞出，沥干水分。

✤ 用油起锅，倒入葱段、姜片、八角，爆香，倒入备好的排骨段，翻炒匀。

✤ 淋上料酒，倒入胡萝卜块，放入生抽、沙茶酱炒匀，加入清水，大火煮开后转小火炖煮30分钟，加入盐，翻炒调味，关火后盛入盘中即可。

养生分析：

　　寒冷时节，多吃些滋补类的食物不仅能改善食欲，而且能温热身体。八角的主要成分是茴香油，具有祛风散寒、理气止痛的功效。除此之外，它还能刺激胃肠神经血管，促进消化液分泌，增加胃肠蠕动，有健胃、行气的功效。

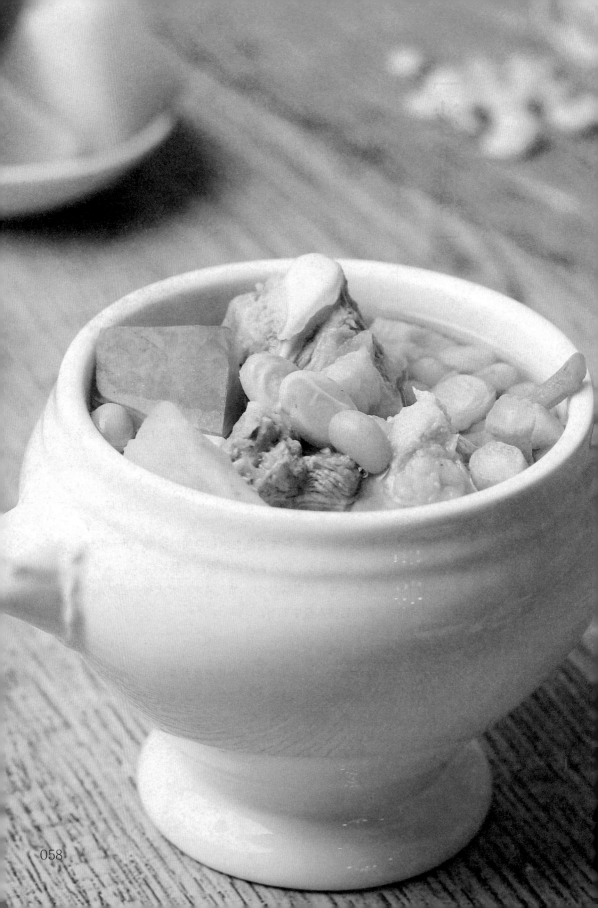

「冬瓜黄豆山药排骨汤」

分量： 2 人份

烹饪方法： 煮

厨具： 砂锅

功效： 清热解毒，化湿补脾

材料： 冬瓜 250 克，排骨块 300 克，水发黄豆 100 克，水发白扁豆 100 克，党参 30 克，山药 20 克，姜片少许，盐适量

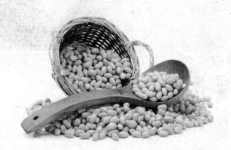

做法：

✤ 洗净的冬瓜切成块。

✤ 锅中注水烧开，倒入排骨块，余片刻，捞出，沥干水分，装入盘中。

✤ 砂锅中注水，倒入排骨块、冬瓜、黄豆、白扁豆、姜片、山药、党参，拌匀。

✤ 盖上锅盖，大火煮开转小火煮 2 小时，揭开锅盖，加盐，拌至入味，盛出，装入碗中即可。

养生分析：

　　黄豆有"豆中之王"之称，被人们叫作"植物肉""绿色的乳牛"，营养价值丰富。中医认为，黄豆性平味甘，归脾、胃经，有清热利尿和解毒的功效，对胃中积热、厌恶油腻有很好的疗效。

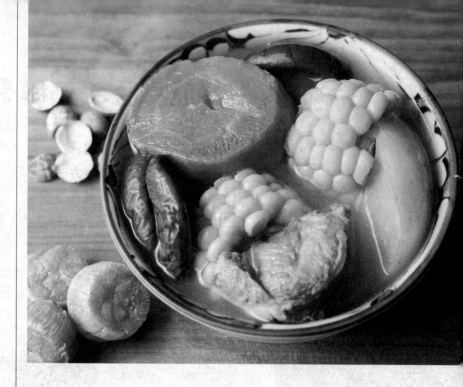

干贝冬菇苹果煲瘦肉

厨具：砂锅

烹饪方法：煲

分量：2人份

功效：补益肝肾，健脾益胃

材料：

干贝 3 ~ 5 粒，红莲 15 克，百合 15 克，山药 15 克，陈皮 3 克，干冬菇 30 克，猪瘦肉 300 克，苹果 2 个，胡萝卜 1 根，玉米 1 根，盐少许

做法：

+ 猪瘦肉汆烫去杂质、血水后洗净；干贝洗净后，用清水浸泡一晚，连水一起备用；干冬菇用清水浸软，挤干再浸泡，重复数次洗净备用。

+ 苹果对切、去核、洗净，连皮备用；胡萝卜削皮、洗净，切大块。

+ 陈皮浸泡 5 ~ 10 分钟，用小刀刮去果皮白色囊，洗净。

+ 玉米洗净，切大段；剩余材料用清水洗净并浸泡 10 分钟，重复 2 ~ 3 次洗净。

+ 砂锅中放入水与所有材料，大火烧滚后转小火煲 3 小时，关火放盐调味即可。

养生分析：

冬季天气寒冷，高血压、胆固醇等疾病持续性多发，除了通过加强锻炼来增强体质，还要通过内调来提高自身免疫力。干贝富含蛋白质、碳水化合物、钙、磷、铁等多种营养成分，具有和胃调中功能，能够治疗头晕目眩、脾胃虚弱等，经常食用有助于降血压、降胆固醇。

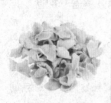

「花胶板栗红枣煲鸡」

厨具：砂锅

烹饪方法：煲

分量：2~3人份

功效：润泽肌肤，健脾益气

材料：板栗25克，核桃25克，山药25克，花胶（鱼肚）2条，枸杞15克，红枣8颗，鸡300~600克，葱少许，姜数片，盐少许

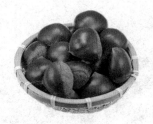

做法：

✦ 花胶先用清水浸泡2小时，令胶质软化，其间每次换水前用冷水冲洗，去除腥味。将加有葱、姜的水煮沸后关火，放入花胶并上盖闷熟，冷却后取出洗净，即可作煮食用。

✦ 鸡不斩件，汆烫去杂质、血水，去除鸡皮后洗净。

✦ 枸杞略洗清除杂质后，沥干备用；红枣洗净，去核。

✦ 其他原料用清水洗净并浸泡10分钟，重复2~3次洗净备用。

✦ 锅中放入3500毫升水与所有原料，大火烧滚后转小火煲3小时，关火放盐调味即可。

养生分析：

冬季适量补充维生素，可防止感冒的发生。而现代研究发现，红枣中所含的维生素A、维生素C和维生素D大大高于蔬菜和水果。民间有"一天吃三枣，终生不显老"之说。红枣味甘性平，能调百味，既能滋补养血，又能健脾益气。

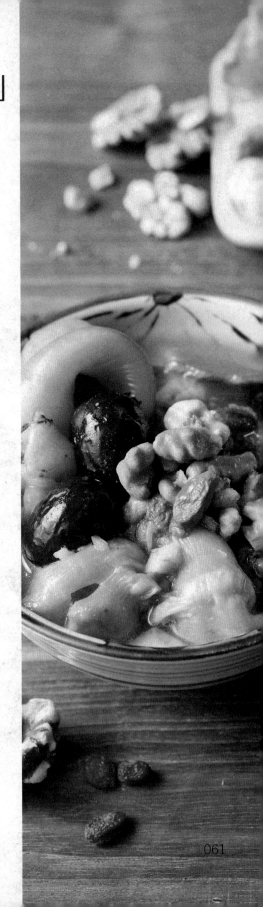

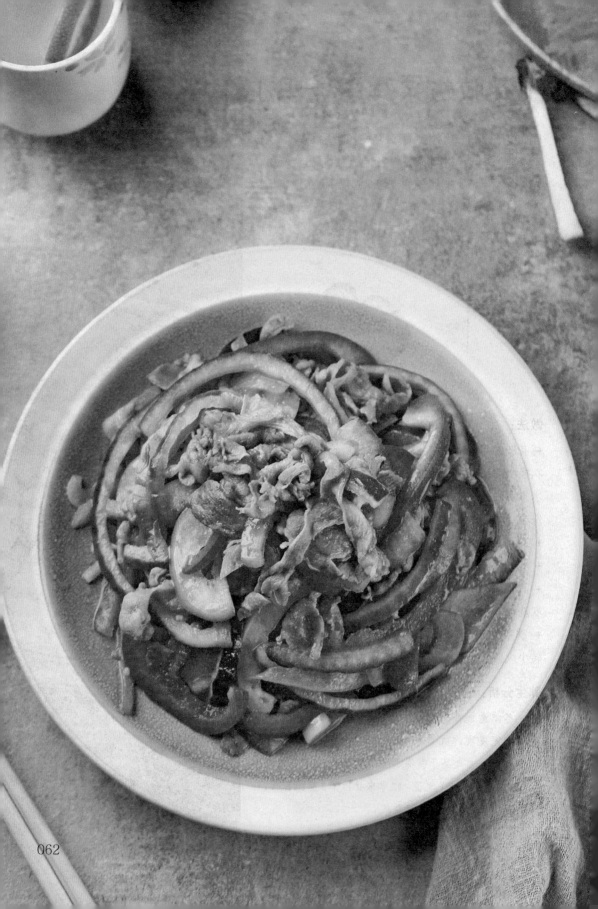

洋葱炒羊肉片

分量： 2 人份

烹饪方法： 炒

厨具： 炒锅

功效： 温阳驱寒，增强抵抗力

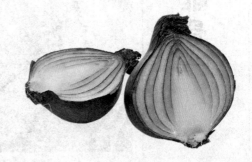

材料：

羊肉 250 克，洋葱 1 个，生姜 3 片，彩椒、花生油、盐、料酒、生抽各适量

做法：

✚ 洋葱切丝；彩椒切丝；羊肉切片，用花生油、盐、生抽腌渍备用。

✚ 热油起锅，爆香生姜，再放入羊肉片、料酒，翻炒至羊肉熟透。

✚ 最后加入洋葱翻炒片刻，调味即可。

养生分析：

　　洋葱性温，味辛、甘，具有健胃润肠、解毒杀虫等功效，搭配温补脾肾、壮阳益血的羊肉，使这道菜具有温阳驱寒、扶正祛邪的功效，特别适合阳虚体质表现为抵抗力低下、容易感冒、手足冰冷、食冷腹泻等症状的人群食用。

食悟笔记：

　　体质温热、阴虚火旺的人士不宜食用。

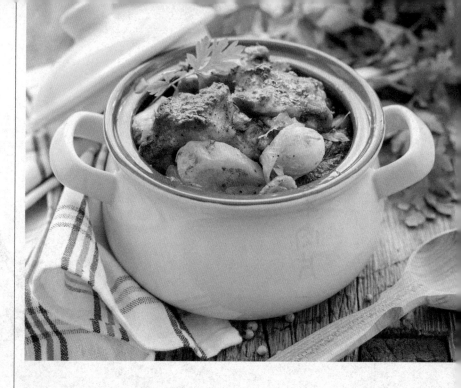

土豆炖排骨

功效：和胃调中，健脾益气
分量：2 人份
烹饪方法：煮
厨具：炒锅

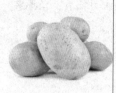

材料：

排骨段 255 克，土豆 135 克，八角 10 克，葱段、姜片各少许，料酒 10 毫升，盐 2 克，鸡粉 2 克，生抽 4 毫升，食用油适量

做法：

✤ 洗净去皮的土豆切成块。

✤ 锅中注入清水大火烧开，倒入排骨，氽煮去除血水和杂质，捞出。

✤ 用油起锅，倒入葱段、姜片、八角，爆香，倒入备好的排骨段，翻炒匀，淋上料酒，翻炒片刻，倒入土豆块。

✤ 淋入生抽，炒匀，加入适量清水，大火煮开后转小火炖煮 30 分钟，加盐、鸡粉，翻炒调味，盛出即可。

养生分析：

研究发现，老年人冬天容易缺钾，可能导致肌肉无力、抽搐，甚至麻痹，产生心律不齐等症状。老年人补钾，饮食上推荐土豆，因为土豆含钾量较高。中医认为土豆能和胃调中、健脾益气，对治疗胃溃疡、习惯性便秘等疾病有裨益，兼有解毒、消炎的作用。

「核桃小花胶远志瘦肉汤」

厨具：砂锅

烹饪方法：炖煮

分量：一~二人份

功效：补肾健脑，补中益气

材料：龟板12克，小花胶15克，远志10克，黄精10克，桂圆肉10克，核桃20克，瘦肉150克，高汤适量，盐2克

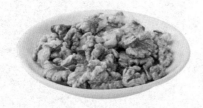

做法：

✦ 锅中注入适量清水烧开，倒入洗净切好的瘦肉，煮约2分钟，捞出，过一下冷水，待用。

✦ 砂锅中加高汤烧开，倒入瘦肉、龟板、远志、黄精、桂圆肉、核桃，搅拌均匀。

✦ 盖上锅盖，用大火煮15分钟后转小火炖约2小时，至食材熟透。

✦ 揭开锅盖，放入洗净的小花胶，搅拌匀，再盖上锅盖，续煮约10分钟，揭开锅盖，放入盐，拌匀调味，盛出煮好的汤料，装入碗中即可。

养生分析：

　　核桃又名胡桃、羌桃，原产于欧洲东南部和亚洲西部，是理想的滋补佳品。中医认为核桃能补肾健脑、补中益气、润肌肤、乌须发。常吃核桃能够补脑，改善脑循环，增强脑力，同时核桃中含有多种维生素，可提高皮肤的生理活性，具有美容养颜的功效。

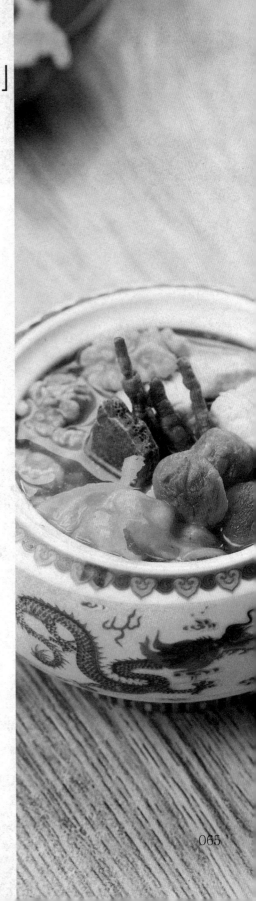

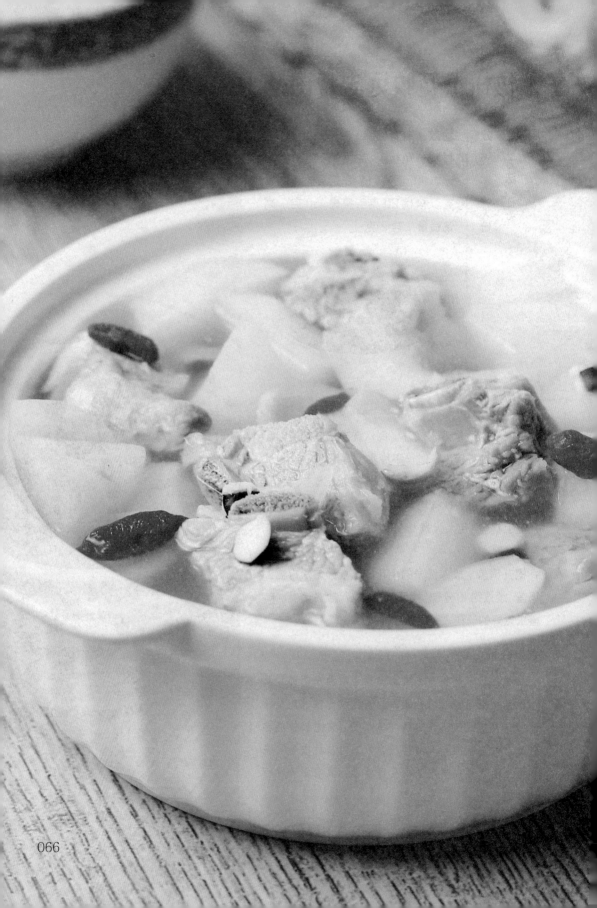

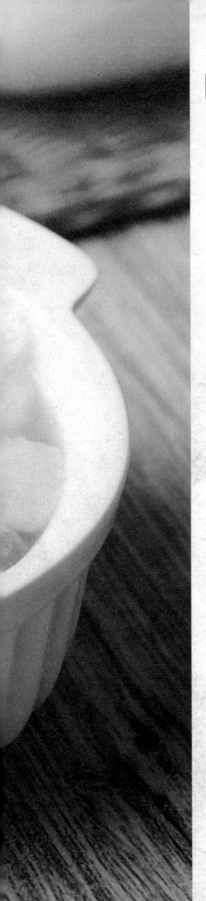

「白萝卜百合芡实煲排骨」

分量： 1～2 人份
烹饪方法： 炖
厨具： 砂锅
功效： 润肺止咳，清心安神

材料： 排骨块 200 克，枸杞 10 克，白萝卜块 80 克，鲜百合 20 克，芡实 20 克，高汤适量，盐 2 克

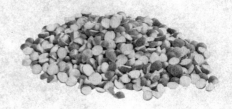

做法：

✤ 锅中注水烧开，倒入洗净的排骨块，拌匀，煮约 2 分钟，捞出，过一下冷水，装盘备用。

✤ 砂锅中注入适量高汤烧开，倒入排骨、白萝卜、芡实、百合、枸杞，搅拌匀。

✤ 盖上锅盖，用大火烧开后转小火炖 2 小时至食材熟透。

✤ 揭开锅盖，加入盐，拌匀调味。

✤ 盛出煮好的汤料，装碗即可。

养生分析：

　　冬季气候干燥，日常需要多吃一些能够滋润身体的食物，百合就是其中非常好的一个选择。中医认为，百合味甘，性微寒，入肺、心经，有润肺止咳、清心安神之功。百合在体内还能促进和增强单核细胞系统和吞噬功能，增强机体的体液免疫能力。

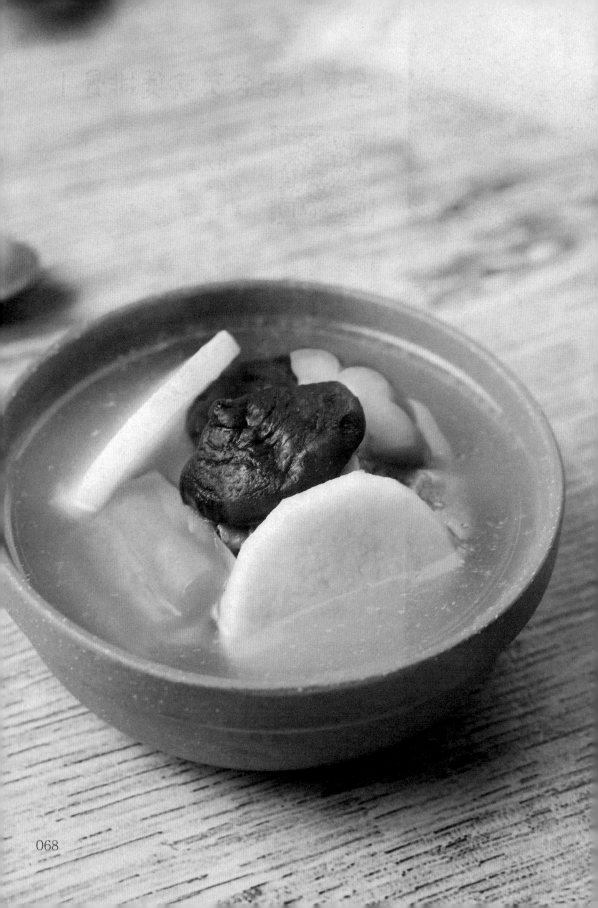

「苦瓜冬菇山药排骨汤」

分量： 1 人份
烹饪方法： 煮
厨具： 砂锅
功效： 补气养肾，延缓衰老

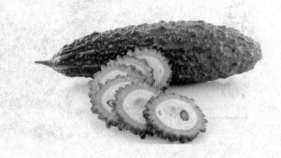

材料：

排骨块 180 克，苦瓜块 60 克，山药片 30 克，水发香菇 30 克，姜片少许，高汤适量，盐 2 克

做法：

+ 锅中注水烧开，倒入洗净的排骨块，煮约 2 分钟，汆去血水，捞出，过一下冷水。
+ 砂锅中注入适量高汤烧开。
+ 倒入备好的香菇、山药、苦瓜、姜片，放入排骨，搅拌均匀。
+ 盖上锅盖，用大火烧开后转小火炖 1 ~ 3 小时至食材熟透。
+ 揭开锅盖，加入盐，拌匀调味，盛出炖煮好的汤料，装入碗中即可。

养生分析：

　　冬季的饮食要注重滋补养肾，而山药正好具备了此功效。山药中的黏性成分是由黏蛋白和蛋白质的复合体构成的，黏蛋白具有激活雄性激素的作用。山药还含有淀粉酶、多酚氧化酶等物质，有利于脾胃消化吸收的功能。

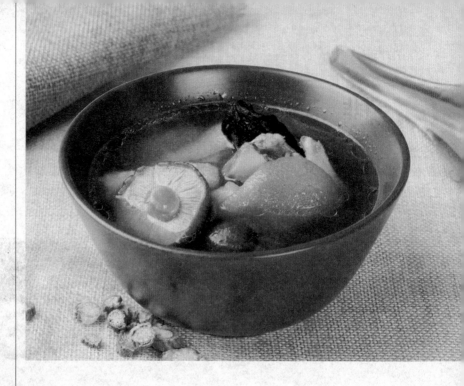

黄芪灵芝猪蹄汤

功效：补血通乳，填肾补精

分量：2人份

烹饪方法：煮

厨具：砂锅

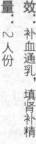

材料：

黄芪 15 克，灵芝 10 克，葛根 25 克，丹参 10 克，北沙参 10 克，小香菇 30 克，猪蹄 200 克，姜片少许，盐 2 克，料酒 5 毫升

做法：

✤ 将黄芪、丹参装进隔渣袋里，放入清水碗中，加入灵芝、葛根、北沙参泡发；小香菇浸水泡发。

✤ 沸水锅中倒入洗净的猪蹄，加入料酒，氽水捞出。

✤ 砂锅注水，放入猪蹄、隔渣袋、小香菇。

✤ 加入灵芝、葛根、北沙参、姜片，大火煮开后转小火续煮 120 分钟至食材有效成分析出。

✤ 揭开锅盖，加入盐，搅匀调味，关火后盛出煮好的汤，装碗即可。

养生分析：

　　冬季食疗最重要的一点就是要补充气血不足，冬天吃猪蹄在民间一直被认为是大补气血的食疗佳方。中医认为，猪蹄味甘、咸，性平，具有补血、通乳、滑肌肤、填肾精等功能。同时，猪蹄还含有丰富的大分子胶原蛋白，人吃了猪蹄后，可使机体摄取大量的胶原蛋白，对改善机体各脏器的生理功能和延缓衰老都有一定的功效。

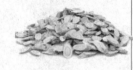

「椰汁鲍鱼排骨汤」

厨具：砂锅

烹饪方法：煮

分量：2人份

功效：滋阴清热，益精明目

材料：排骨段200克，小鲍鱼165克，椰子肉150克，薏米30克，姜片、葱段各少许，盐2克，鸡粉2克，料酒8毫升

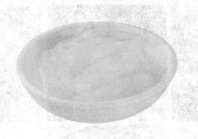

做法：

✛ 将洗净的小鲍鱼切取鲍鱼肉，去除内脏。

✛ 锅中注水烧开，倒入处理干净的小鲍鱼，淋入料酒，拌匀捞出，沥干水分。

✛ 沸水锅中倒入洗净的排骨段、少许料酒，汆去血渍，捞出，沥干水分。

✛ 砂锅中注水烧热，倒入薏米、排骨、姜片、葱段、小鲍鱼、料酒、椰子肉。

✛ 盖上锅盖，烧开后用小火煮约1小时，加盐、鸡粉，拌匀略煮即成。

养生分析：

　　鲍鱼是深海生物，中医认为它是一种补而不燥的海产，具有滋补调理的功效。鲍鱼含有丰富的蛋白质，还有较多的钙、铁、碘和维生素A等营养元素，具有滋阴、清热、益精、明目的功能。

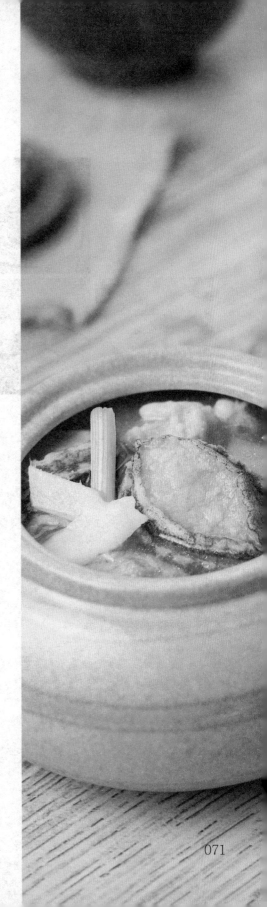

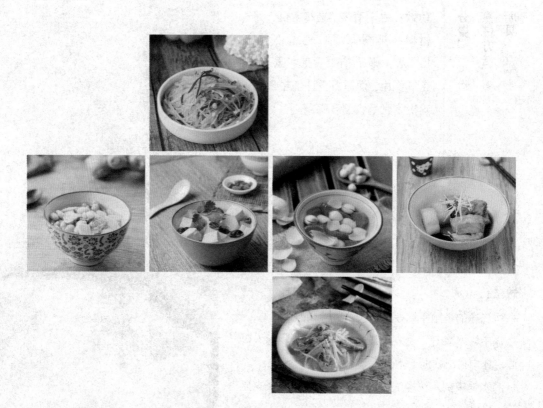

冬至

—— 冬至如年，寒梅立

俗话说『药补不如食补』，食补在冬季调养中尤为重要。冬至进补虽然是传统，但不代表人们可以随便乱补，应当配合自己的体质进行。从冬至开始，生命活动开始由盛转衰，由动转静，除了食补之外，在精神调养方面，要尽量保持精神畅达乐观，避免过度劳累，积劳成疾。

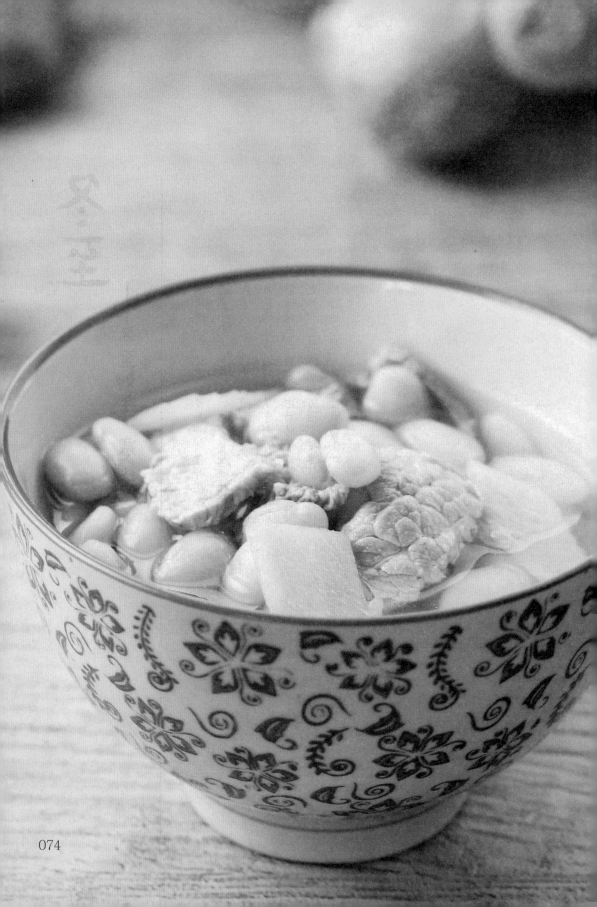

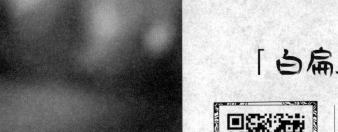

「白扁豆瘦肉汤」

分量: 1人份

烹饪方法: 煮

厨具: 砂锅

功效: 健脾祛湿,改善肠胃功能

材料: 白扁豆 80 克,瘦肉 100 克,姜片少许,盐 5 克

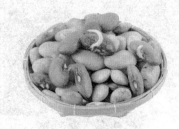

做法:

✛ 锅中注入适量清水大火烧开,倒入瘦肉块,氽去血水,捞出。

✛ 砂锅中注入适量清水大火烧热,倒入备好的扁豆、瘦肉,放入姜片。

✛ 盖上锅盖,大火烧开后转小火煮 1 个小时至熟透。

✛ 掀开锅盖,加入少许盐,搅拌片刻,使食材更入味。

✛ 关火,将煮好的汤盛出,装入碗中即可。

养生分析:

　　白扁豆为药膳兼优的食物,营养丰富,常食对人体肌肉、骨骼及神经功能等的生长发育与代谢具有良好的促进作用。白扁豆中含有大量的纤维素,能协调和刺激肠蠕动,缩短病毒性代谢产物在肠腔的滞留时间,改善胃肠功能。

食悟笔记:

　　烹饪白扁豆时,切记要煮熟煮透,否则容易中毒。

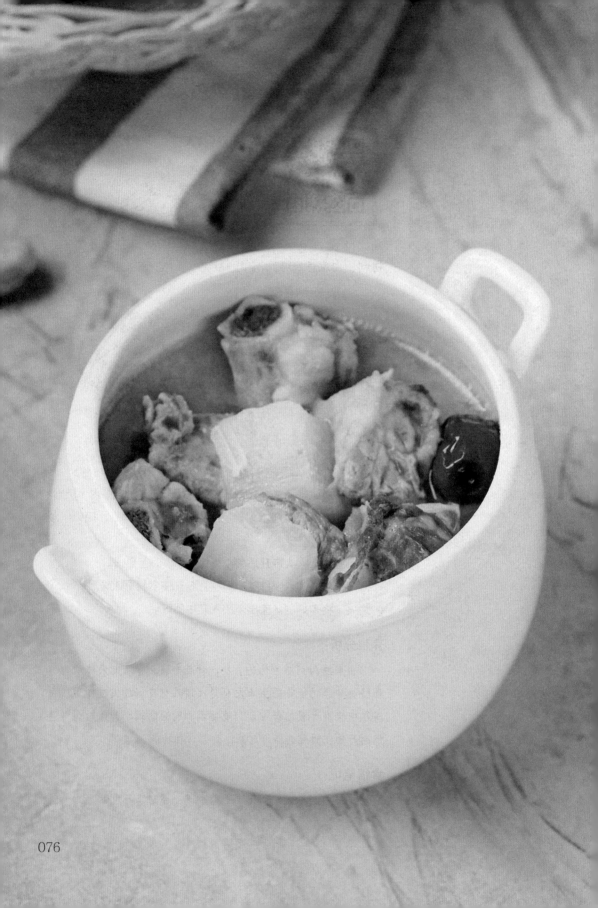

萝卜排骨汤

分量: 2 ~ 3 人份

烹饪方法: 煮

厨具: 砂锅

功效: 化痰清热,滋阴润燥

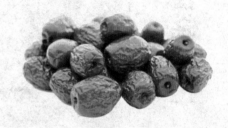

材料:

排骨段 400 克,白萝卜 300 克,红枣 35 克,姜片少许,盐、鸡粉各 2 克,胡椒粉少许,料酒 7 毫升

做法:

✤ 将洗净去皮的白萝卜切厚片,再切条形,改切成小块,备用。

✤ 锅中注入适量清水烧开,倒入洗净的排骨段,淋入少许料酒,拌匀,煮约半分钟,汆去血渍。

✤ 捞出汆煮好的排骨,沥干水分,待用。

✤ 砂锅中注入适量清水烧开,倒入汆过水的排骨段。

✤ 撒上姜片,放入洗净的红枣,淋入少许料酒提味,盖上锅盖,煮沸后转小火炖煮约30分钟,至食材熟软。

✤ 揭开锅盖,倒入切好的白萝卜拌匀,再盖好盖,用小火续煮约15分钟,至食材熟透。

✤ 揭开锅盖,加入少许盐、鸡粉,撒上适量胡椒粉,搅匀调味,再煮片刻,至汤汁入味,关火后盛出煮好的排骨汤,装入汤碗中即成。

养生分析:

　　白萝卜含有蛋白质、B 族维生素、维生素 C、钾、铁、钙、磷、芥子油、淀粉酶等营养成分,有化痰清热、促进新陈代谢的作用。此外,白萝卜还含有较多的香豆酸,有降低血糖的作用。

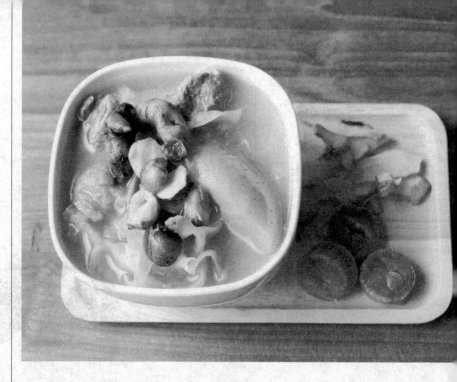

「干贝苹果煲瘦肉」

功效：滋阴润肺，和胃调中

分量：2人份

烹饪方法：煲

厨具：汤锅

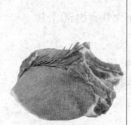

材料：

干贝 3 ~ 5 粒，红莲 15 克，百合 15 克，玉竹 20 克，银耳 30 克，无花果 5 颗，陈皮 3 克，猪瘦肉 300 克，苹果 1 个，盐少许

做法：

+ 猪瘦肉汆烫去杂质、血水后洗净备用。
+ 干贝洗净后，用清水浸泡一晚，连水备用。
+ 银耳用清水浸泡 1 小时，中间换水 2 ~ 3 次，沥干。
+ 苹果对切、去核，连皮洗净备用。
+ 陈皮浸泡 5 ~ 10 分钟，用刀刮去果皮白色囊，洗净。
+ 其他原料用清水洗净并浸泡 10 分钟，重复 2 ~ 3 次洗净备用。
+ 锅中注水，放入苹果以外的所有原料，大火烧滚后转小火煲 2 小时，放入苹果续煲 1 小时，关火放盐调味即可。

养生分析：

　　冬季气温骤降，很容易罹患一些疾病，因此要通过内调外养来有效提高免疫力。干贝富含蛋白质、碳水化合物、钙、磷、铁等多种营养成分，具有和胃调中功能，能够治疗头晕目眩、脾胃虚弱等症，经常食用有助于降血压、降胆固醇、软化血管、防止动脉硬化。

「白萝卜拌金针菇」

厨具：碗

烹饪方法：拌

分量：2人份

功效：防病健身，增强机体免疫力

材料：白萝卜200克，金针菇100克，彩椒20克，圆椒10克，蒜末、葱花少许，盐2克，鸡粉2克，白糖5克，辣椒油、芝麻油适量

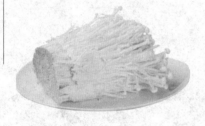

做法：

✚ 洗净去皮的白萝卜切片，改切成细丝；洗好的圆椒、彩椒切成细丝。

✚ 将金针菇切除根部。

✚ 锅中注水烧开，放入金针菇煮至断生，捞出后放入凉开水中，清洗干净，沥干水分待用。

✚ 取一个大碗，倒入白萝卜，放入切好的彩椒、圆椒，倒入金针菇，撒上蒜末，拌匀。

✚ 加入盐、鸡粉、白糖，淋入少许辣椒油、芝麻油，撒入葱花，拌匀，装入盘中即可。

养生分析：

金针菇含有人体必需的氨基酸，其中赖氨酸和精氨酸的含量尤其丰富，可增强机体对癌细胞的抗御能力。常食金针菇还能降胆固醇，预防肝脏疾病和胃肠道溃疡，增强机体正气，防病健身。

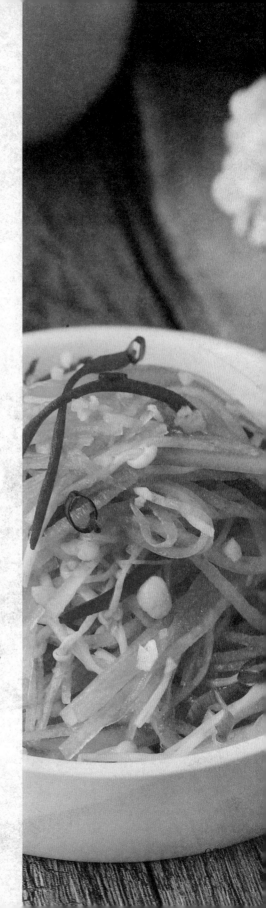

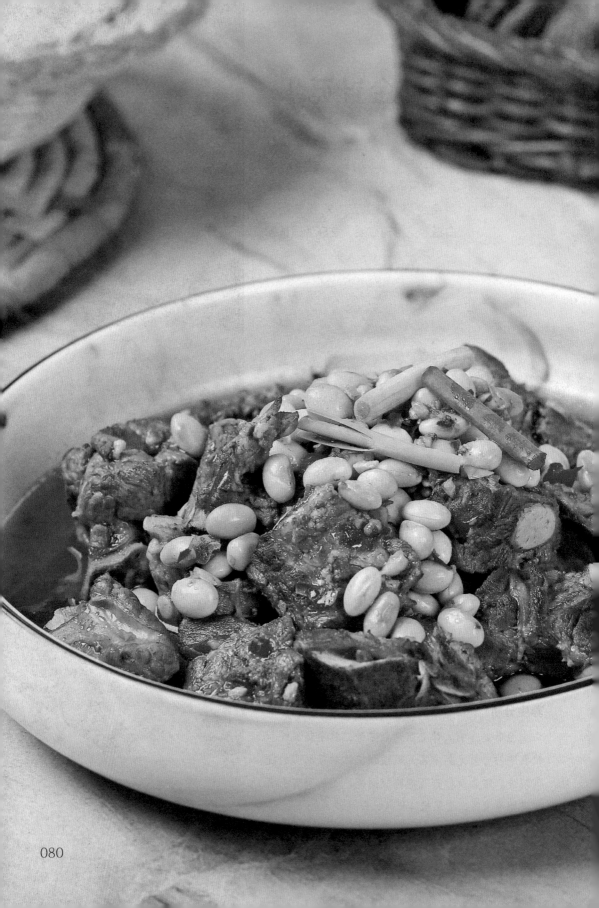

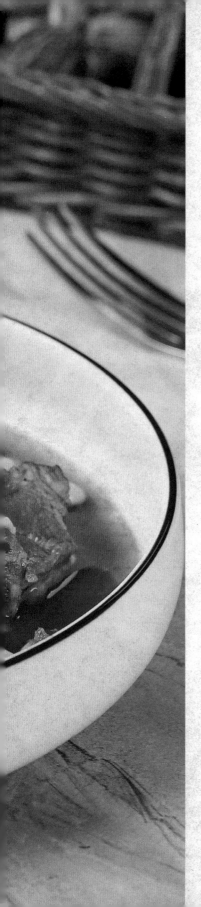

「黄豆焖排骨 」

分量： 2 ~ 3 人份
烹饪方法： 煮
厨具： 炒锅
功效： 调理气血，提供钙质

材料： 排骨 250 克，水发黄豆 400 克，姜片、葱白、蒜末各少许，盐 4 克，鸡粉 2 克，白糖 3 克，豆瓣酱 15 克，老抽 3 毫升，生抽 5 毫升，料酒、水淀粉、食用油各适量

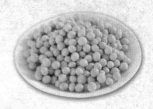

做法：

✤ 把洗净的排骨斩成小件。

✤ 锅中注入适量清水，用大火烧开，倒入排骨。煮至沸，捞去浮沫，再煮约 2 分钟至断生，捞出沥干水分，待用。

✤ 用油起锅，倒入姜片、葱白、蒜末爆香，倒入排骨，炒匀，淋入少许料酒，再放入豆瓣酱，淋入老抽、生抽，炒匀。

✤ 注入适量清水，倒入洗好的黄豆，加入盐、鸡粉、白糖，拌匀，盖上锅盖，用大火煮沸，转小火焖约 40 分钟至食材熟软。

✤ 取下锅盖，用大火收干汤汁，倒入少许水淀粉，炒匀，关火，盛入盘中即成。

养生分析：

　　排骨的肉质鲜嫩，脂肪含量较低，口感不油腻，较为适合炖汤，或者做成红烧排骨。此外，排骨的蛋白质、维生素含量较多，还含有大量磷酸钙、骨胶原、骨黏蛋白等，可为幼儿和老人提供钙质。用排骨做汤，其补充钙质的效果会更加好一些。

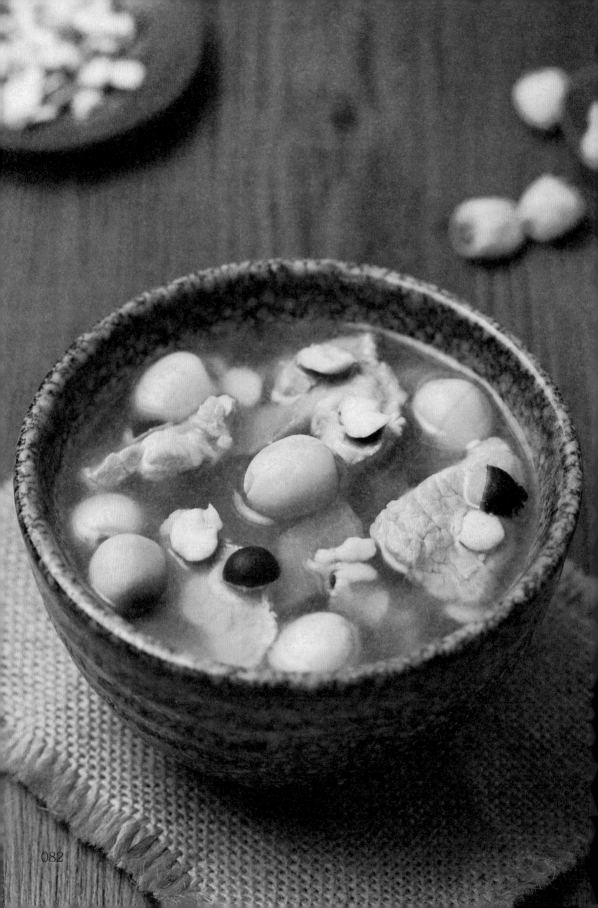

莲子芡实瘦肉汤

分量： 1～2 人份

烹饪方法： 煮

厨具： 炒锅

功效： 固肾涩精，补脾止泻

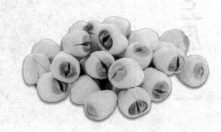

材料：

瘦肉 150 克，莲子 35 克，芡实 25 克，姜片适量，盐 2 克，鸡粉 1 克，食用油少许

做法：

✢ 瘦肉洗净，切成片；莲子提前 4 小时泡发；芡实洗净，待用。

✢ 热锅注入少许食用油，放入姜片稍稍爆香，加入适量清水。

✢ 放入泡好的莲子煮至沸，再下入芡实煮至沸腾。

✢ 放入肉片，煮 35 分钟至全部食材熟软。

✢ 加入盐、鸡粉调味，盛出即可。

养生分析：

　　冬季适合养生，但比养生更重要的是养脾胃，芡实就是养脾胃的好材料。芡实含有丰富的淀粉，可为人体提供热能，并含有多种维生素和碳物质，保证体内营养所需成分，具有固肾涩精、补脾止泻、利湿健中之功效。

食悟笔记：

　　炖制此汤时，中途可揭开锅盖将浮沫撇出，这样炖出的汤口感更香醇。

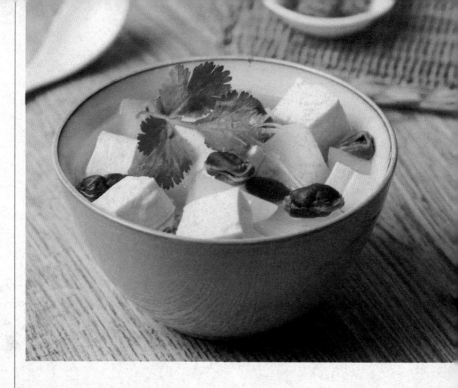

淡菜萝卜豆腐汤

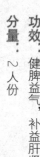

厨具：砂锅
烹饪方法：煮
分量：2人份
功效：健脾益气，补益肝肾

材料：

豆腐200克，白萝卜180克，水发淡菜100克，香菜、枸杞少许，姜丝少许，盐2克，鸡粉2克，料酒4毫升，食用油少许

做法：

+ 将洗净去皮的白萝卜切成块；洗净的豆腐切成小方块；洗净的香菜切成小段。
+ 砂锅中注水烧开，放入洗净的淡菜、白萝卜块、姜丝、料酒，煮约20分钟。
+ 放入洗净的枸杞、豆腐块，加入盐、鸡粉，再煮约5分钟。
+ 淋入食用油，续煮片刻再盛出装碗，撒上香菜段即成。

养生分析：

　　冬季天气干燥，饮食上要多注意润燥养阴。淡菜萝卜豆腐汤具有健脾益气、补益肝肾、润燥生津的功效，是一道非常适合冬季常喝的滋补汤。其中淡菜含有丰富的蛋白质、矿物质，具有补肝肾、益精血、消瘿瘤、调经血、降血压之功效。

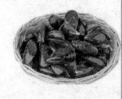

「 胡萝卜土豆炖猪肉 」

厨具：炒锅

烹饪方法：炖

分量：2 人份

功效： 疏通肠道，预防便秘

材料： 猪肉 200 克，土豆 120 克，胡萝卜 100 克，八角 1 颗，花椒粒、香菜、蒜末、姜末各少许，盐、鸡粉、黑胡椒粉各 2 克，生抽、料酒各 8 毫升，水淀粉 10 毫升，食用油适量

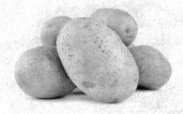

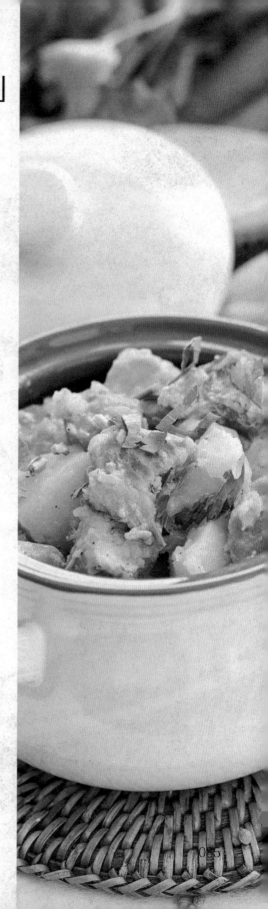

做法：

+ 洗净的猪肉切成块；洗净去皮的土豆、胡萝卜切滚刀块；洗净的香菜切碎。

+ 锅中注入适量清水烧开，倒入猪肉、料酒，余 2 分钟，捞出。

+ 锅中注入适量食用油烧热，倒入蒜末、姜末、花椒粒、八角爆香。

+ 倒入猪肉，炒出香味，放入土豆、胡萝卜，淋入生抽，注入适量清水，小火炖 30 分钟。

+ 加入盐、鸡粉、黑胡椒粉拌匀，淋入水淀粉勾芡。

+ 盛出，撒上香菜即可。

养生分析：

　　土豆和肉类是绝佳搭配。在寒冷的冬季，肉类能提供给人们更多的能量，而土豆则可以提供维生素，还可促进胃肠蠕动、疏通肠道，预防便秘。

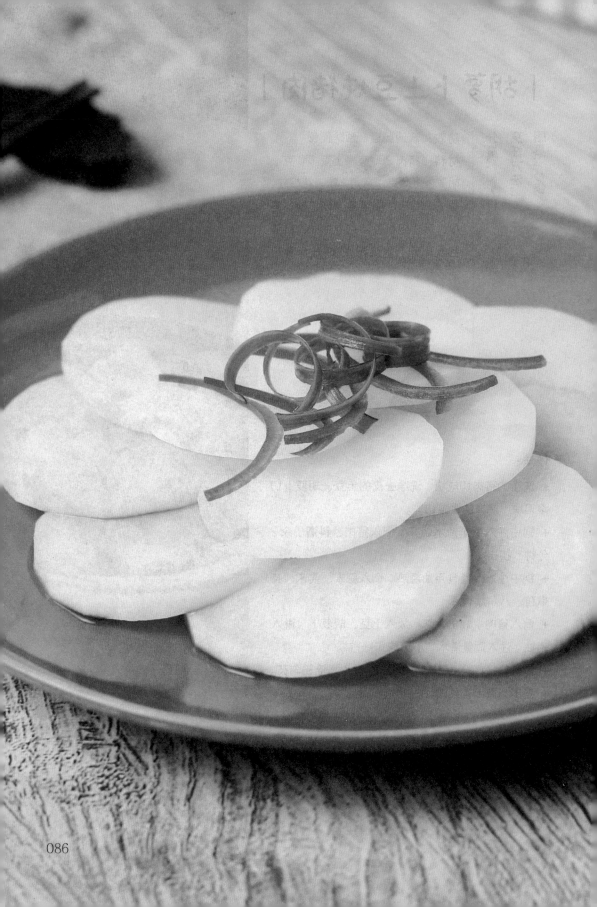

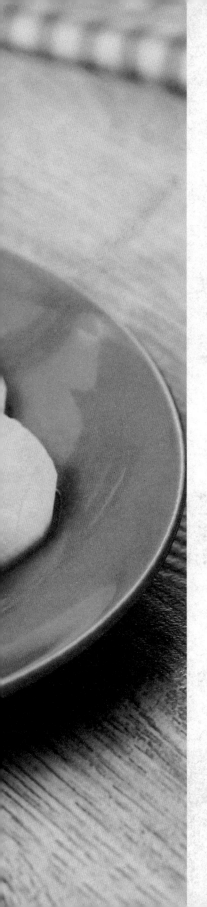

「蒸白萝卜」

分量： 2人份
烹饪方法： 蒸
厨具： 电蒸锅
功效： 润肺止咳，促进消化

材料： 去皮白萝卜260克，葱丝、姜丝各5克，红椒丝3克，花椒适量，食用油适量，蒸鱼豉油8毫升

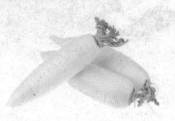

做法：

✤ 洗净的白萝卜切0.5厘米左右厚的片。取一盘，呈圆形摆放好白萝卜，放上姜丝，备用。

✤ 取电蒸锅，注入适量清水烧开，放入白萝卜片，盖上锅盖，蒸8分钟，取出蒸好的白萝卜片。

✤ 去掉姜丝，放上葱丝、红椒丝。

✤ 用油起锅，放入花椒爆香，关火后将热油淋到白萝卜上面，去掉花椒。

✤ 淋上蒸鱼豉油即可。

养生分析：

俗话说"冬吃萝卜夏吃姜"，"萝卜上市，郎中下岗"。白萝卜性凉，有润肺止咳之功效，尤其是在冬天，人们常常会出现燥热痰多、肺部不适等症状，适量地吃一些白萝卜就可起到缓解的作用。

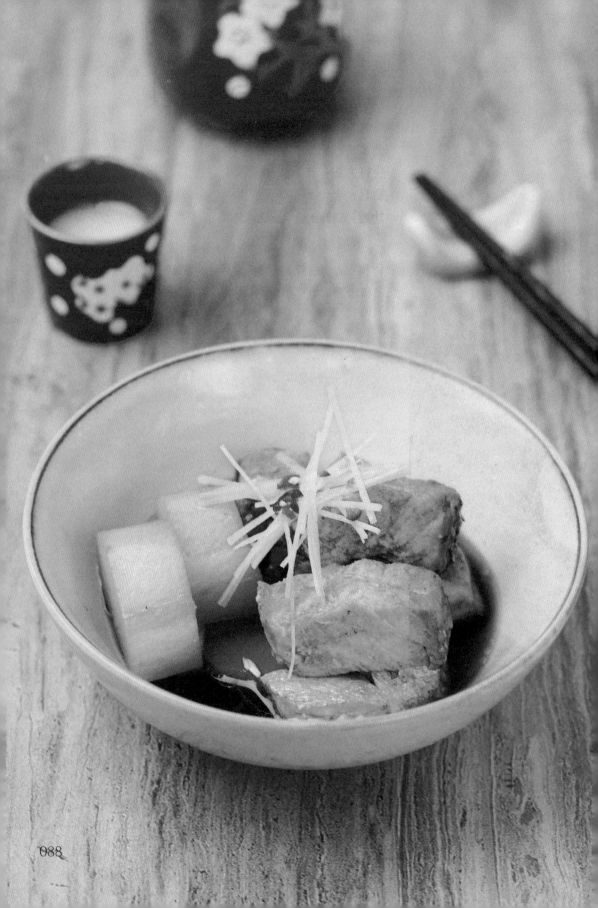

三文鱼炖萝卜

分量： 2 人份

烹饪方法： 炖

厨具： 砂锅

功效： 补虚健脾，暖胃和中

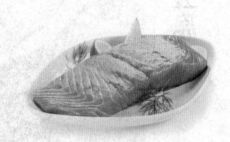

材料：

三文鱼 150 克，白萝卜 100 克，菠菜 50 克，高汤 500 毫升，姜 15 克，盐 2 克，酱油 5 毫升，味淋 3 毫升，清酒 5 毫升，白糖 5 克

做法：

✚ 将三文鱼处理干净，切成小方块；白萝卜去皮，切成与三文鱼大小一致的方块。

✚ 菠菜洗净，去根，切成小段；姜去皮，切成丝。

✚ 将少许酱油、味淋放入高汤中，搅拌均匀，制成八方高汤，倒入砂锅中，加热。

✚ 放入白糖、清酒、姜丝、白萝卜，搅拌均匀，用大火煮沸后转小火再煮 10 分钟。

✚ 放入三文鱼，小火煮约 10 分钟，加入盐和剩余的酱油，煮至入味。

✚ 放入切好的菠菜，稍烫片刻即可。

养生分析：

三文鱼中含有丰富的不饱和脂肪酸，能有效降低血脂和血胆固醇，可防治心血管疾病。中医理论认为，三文鱼有补虚劳、健脾胃、暖胃和中的功能，可治疗消瘦、水肿、消化不良等病症。

食悟笔记：

入口即化的肥嫩三文鱼，可以搭配果味较重、清淡型的清酒，微酸微甜赶走油腻，平衡口感。

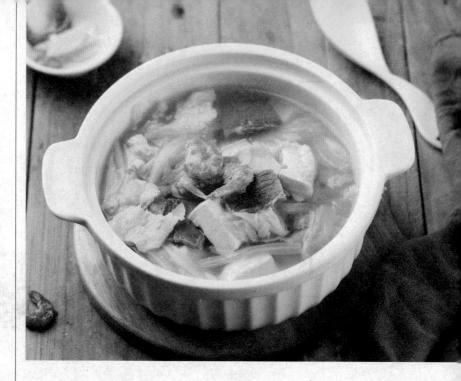

煲五花肉 「大白菜豆腐」

厨具：砂锅

烹饪方法：煲

分量：3人份

功效：补肾养血，滋阴润燥

材料：

五花肉250克，虾米、火腿各少许，豆腐1~2块，大白菜1颗，生姜3片，生抽、盐各适量

做法：

✦ 豆腐切小块；五花肉洗净，放入开水中煮10分钟，捞起过冷水，切片备用。

✦ 砂锅放入虾米、火腿、生姜，加适量清水，大火煮15分钟，再放入大白菜、豆腐及五花肉，加适量生抽和盐，小火煲30分钟即可。

养生分析：

　　大白菜质地柔软，富含纤维，能促进胃肠蠕动，保持大便通畅。五花肉肥瘦参半，能补肾养血、滋阴润燥、濡养肌肤，搭配豆腐、虾米、火腿熬鲜，使菜品鲜美而富含营养，适合大众人群食用。

食悟笔记：

　　高血脂人群不宜多吃此菜品。

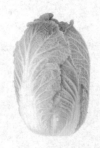

「干贝茯苓麦冬瘦肉汤」

厨具：砂锅

烹饪方法：炖

分量：2人份

功效：滋阴补肾，和胃调中

材料：干贝、茯苓、麦冬、百合各15克，去皮山药块30克，瘦肉块200克，高汤适量，盐3克

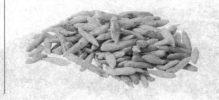

做法：

✤ 沸水锅中倒入瘦肉块，汆水捞出。

✤ 砂锅中加高汤烧开，倒入瘦肉块。

✤ 倒入备好的干贝、茯苓、麦冬、百合、山药块，搅拌均匀。

✤ 大火烧开后转小火慢炖2小时，至熟透，加盐调味，盛出即可。

养生分析：

　　干贝含有蛋白质、脂肪、碳水化合物、维生素A、钙、钾、铁、镁、硒等营养元素，并含丰富的谷氨酸钠，味道极鲜。干贝具有滋阴补肾、和胃调中功能，能治疗头晕目眩、咽干口渴、虚劳咯血、脾胃虚弱等症。

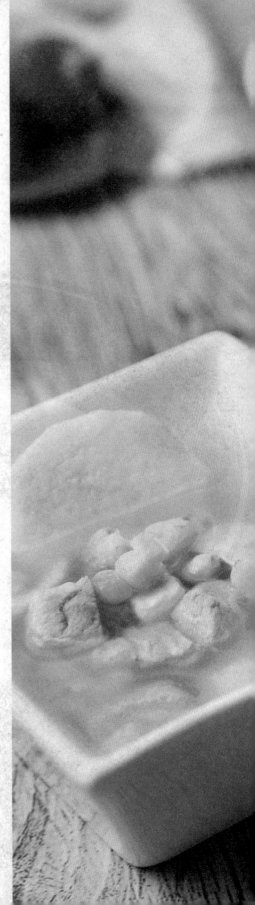

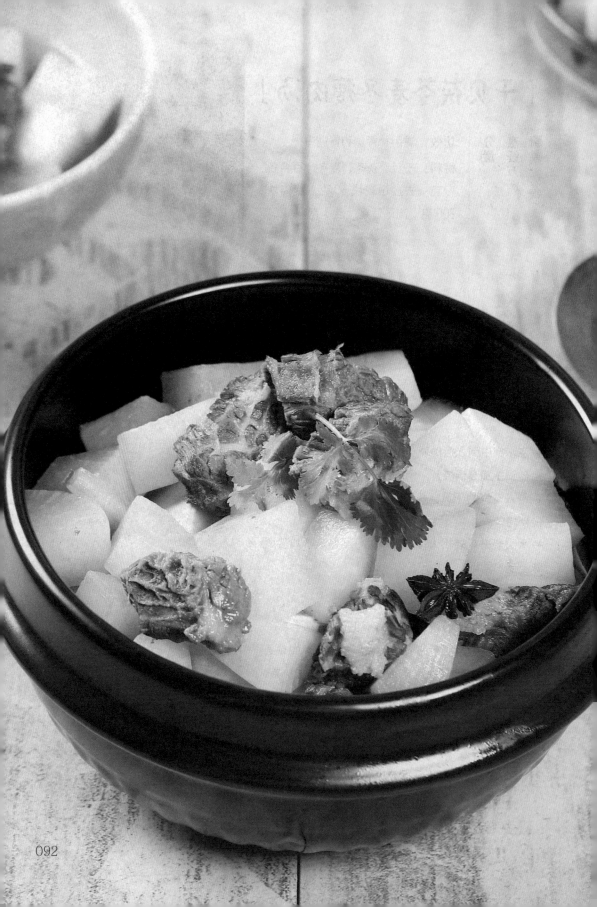

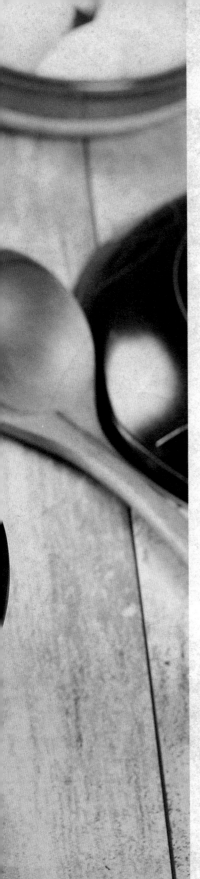

「萝卜牛腩煲」

分量： 2人份

烹饪方法： 煮

厨具： 砂锅

功效： 滋补润燥，解毒生津

材料： 去皮白萝卜155克，牛腩230克，八角2个，香菜、葱段、姜片各少许，盐、鸡粉、胡椒粉各1克，料酒、生抽各5毫升，食用油适量

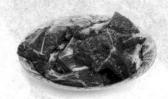

做法：

✤ 白萝卜对半切开，切粗条，改切成块；洗净的牛腩切块。

✤ 沸水锅中倒入切好的牛腩，汆烫2分钟至去除血水和脏污，捞出汆烫好的牛腩，沥干水分，装盘待用。

✤ 用油起锅，倒入八角、葱段、姜片，爆香，放入汆烫好的牛腩，翻炒均匀。

✤ 加入料酒、生抽，翻炒均匀，注入适量清水至没过牛腩。

✤ 盖上锅盖，用大火煮开后转小火焖1小时至牛腩熟软，揭开锅盖，倒入切好的白萝卜，搅匀，将食材转到砂锅中，盖上锅盖，续焖30分钟至食材熟软入味。

✤ 揭开锅盖，加入盐、鸡粉，搅匀调味，撒入胡椒粉，搅匀，关火后端出萝卜牛腩煲，撒上洗净的香菜即可。

养生分析：

　　冬季吃萝卜炖牛腩能滋补润燥、润肠通便。白萝卜，其色白，属金，性平，味甘、辛，归肺、脾经，具有下气、消食、除疾润肺、解毒生津、利尿通便的功效。

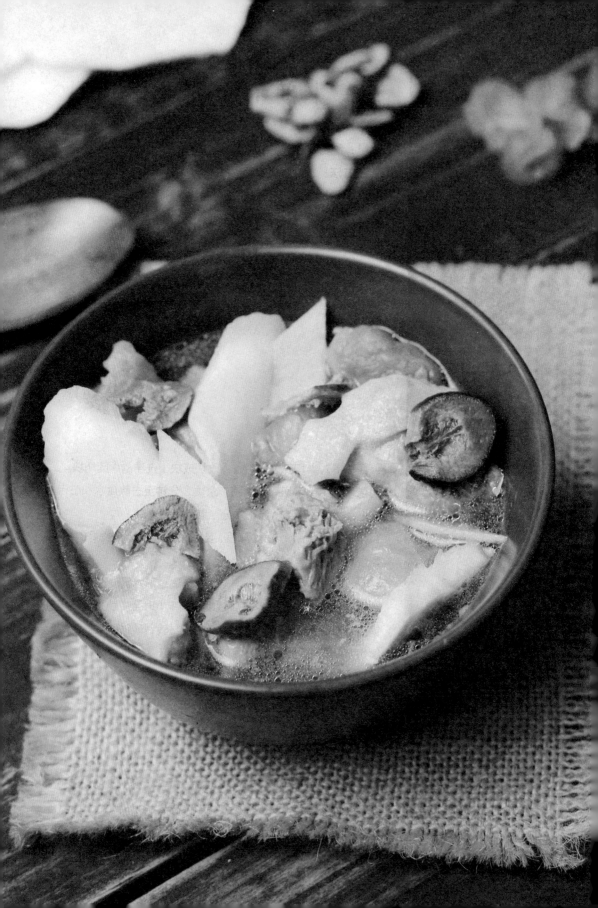

枳实山药鸭汤

分量：2 ~ 3 人份
烹饪方法：煮
厨具：砂锅
功效：补气养肾，延缓衰老

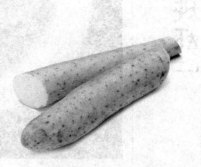

材料：

鸭肉块 400 克，桂圆肉 15 克，山药 20 克，姜片少许，枳实少许，盐 2 克，鸡粉 2 克，料酒适量

做法：

✦ 锅中注入适量清水烧开，倒入洗好的鸭肉块，拌匀，汆去血渍，撇去浮沫。

✦ 捞出鸭肉，沥干水分，待用。

✦ 砂锅中注入适量清水烧热，倒入备好的桂圆肉、山药、姜片、枳实。

✦ 盖上锅盖，用大火煮 5 分钟，揭开锅盖，倒入汆过水的鸭肉块，拌匀，加入适量料酒。

✦ 盖上锅盖，大火烧开后用中小火煮 35 分钟至熟，揭开锅盖，加入盐、鸡粉，拌匀调味，盛入碗中即可。

养生分析：

冬季的饮食要注重补气，而山药正好具备了补气补肾的功效，所以冬季吃山药正当时。山药含有黏液质、糖类、蛋白质和氨基酸、维生素 C 等营养成分及多种微量元素，且含量较为丰富，具有滋补作用，为病后康复食补之佳品。

食悟笔记：

水要一次加够，中途要添水的话要加烧开的热水。

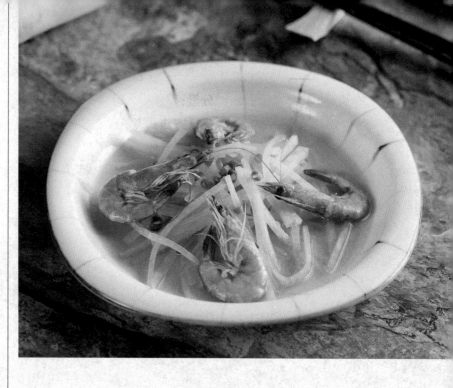

萝卜丝炖虾

功效：润肺止咳，降脂抗癌

分量：2人份

烹饪方法：炒

厨具：炒锅

材料：

青萝卜丝300克，基围虾150克，香菜末25克，葱花、姜丝各适量，盐2克，胡椒粉1克，鲜汤、料酒、食用油各适量

做法：

✤ 基围虾去须、腿、虾线，洗净。

✤ 炒锅注油烧热，下入葱花爆香，加青萝卜丝煸炒至软，盛出。

✤ 另起锅注油烧热，下葱花、姜丝烹出香味，加入基围虾煎炒。

✤ 放入鲜汤、料酒和青萝卜丝略炒，用慢火炖熟烂，加入胡椒粉、盐，撒上香菜末，淋上热油即可。

养生分析：

　　萝卜性凉，有一定的润肺止咳功效，尤其是冬天，人们常常会出现燥热痰多、肺部不适等症状。此外，萝卜中含有糖化酶素，可以分解其他食物中的致癌物亚硝胺，从而起到抗癌的作用。常吃萝卜可起到降低血脂、软化血管、稳定血压的作用。

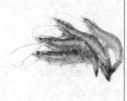

「莲子胡萝卜百合汤」

厨具：炒锅

烹饪方法：煮

分量：一人份

功效：养心安神，强心健脑

材料：莲子50克，鲜百合30克，胡萝卜70克，冰糖适量

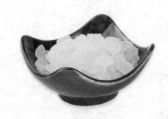

做法：

✤ 把去皮洗净的胡萝卜切成条状，再切成小块；泡发好的莲子挑去莲心。

✤ 锅中注水，大火烧热，下入莲子、胡萝卜。

✤ 盖上锅盖，煮沸后转小火煮约15分钟至食材熟软；揭开锅盖，放入洗好的百合，煮约1分钟至百合变软。

✤ 再放入冰糖，拌匀，用中火煮片刻至其溶化，盛入汤碗中即可。

养生分析：

　　冬季是干燥多风的季节，容易造成人们肝火旺盛、虚火上扰，脏腑阴阳平衡失调，睡眠质量降低。莲子具有养心安神的作用，心烦梦多而失眠者可多食用莲子以安神。中老年人特别是脑力劳动者经常食用，可以健脑，增强记忆力，提高工作效率，并能预防阿尔茨海默病的发生。

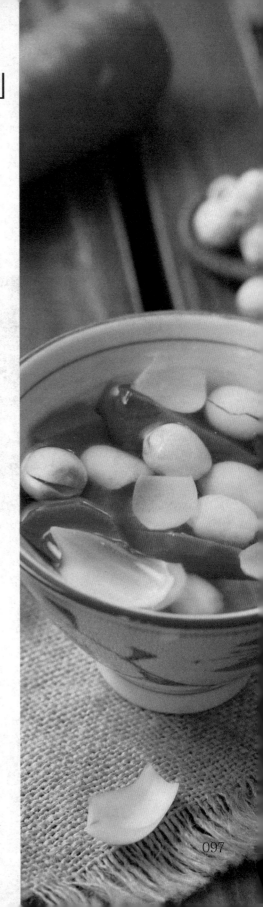

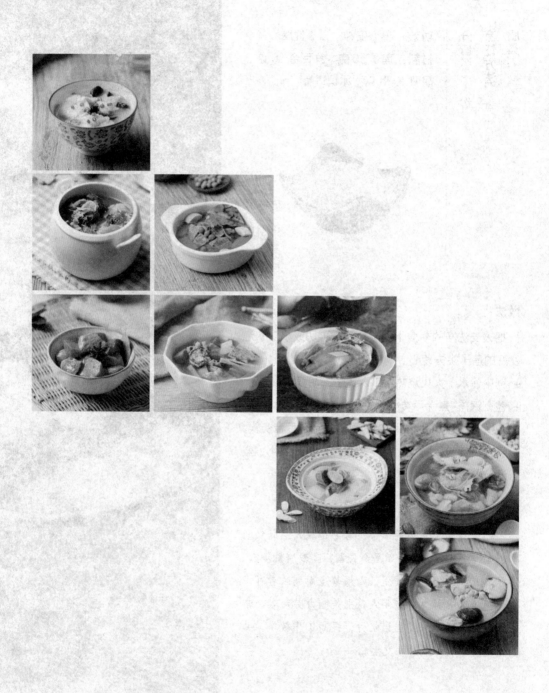

小寒

——小寒信风，勤补益

「小寒」为寒邪最盛的节气。中医认为，寒邪伤肾阳，肾的阳气一伤，容易出现腰膝冷痛、易感风寒、夜尿频多、阳痿遗精等症状；肾阳气虚又会伤及肾阴，肾阴不足，则咽干口燥、头晕耳鸣随之而生。因此，小寒时节要「养肾防寒」，要补血、补气、补阴、补阳。进补时不可贪恋油腻、辛辣的食品，应以补气润燥为主，还要根据自己的体质选择适宜的补品。

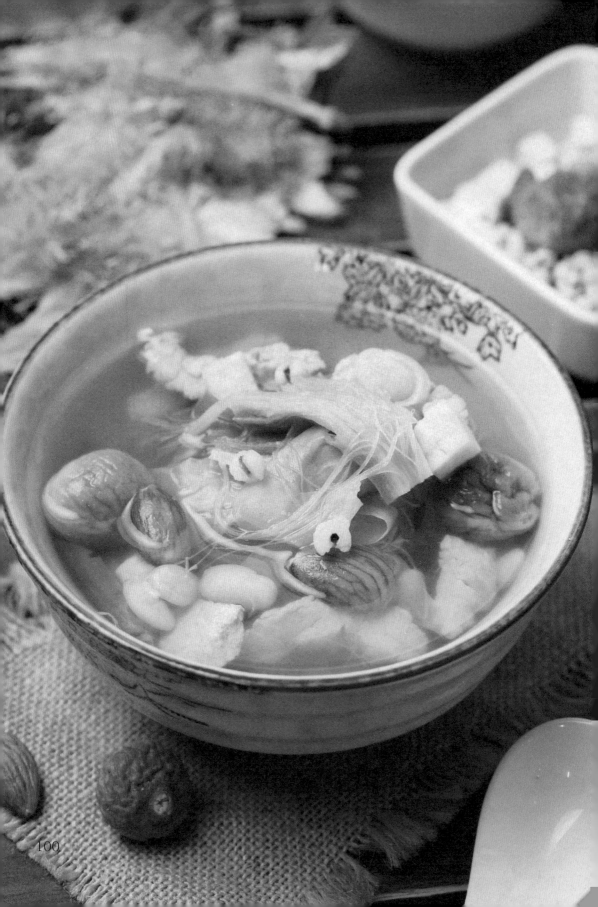

「霸王花杏仁薏米汤」

分量： 2 人份
烹饪方法： 煮
厨具： 砂锅
功效： 止咳化痰，健脾润肺

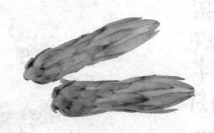

材料：

霸王花、薏米、扁豆、无花果、杏仁、土茯苓各适量，瘦肉 200 克，水 1000 毫升，盐 2 克

做法：

+ 将扁豆倒入装有清水的碗中，浸泡 2 小时。
+ 将霸王花倒入装有清水的碗中，浸泡 30 分钟。
+ 把薏米、无花果、土茯苓、杏仁倒入清水碗中，浸泡 10 分钟。
+ 锅中注水，烧开，倒入瘦肉，搅匀汆去杂质，捞出后沥干水分，待用。
+ 砂锅中注入适量清水，倒入瘦肉块和泡发滤净的所有食材，搅匀。
+ 盖上锅盖，开大火，煮开后转小火煮 2 个小时。
+ 掀开锅盖，加入少许盐，搅匀，将煮好的汤盛出，装入碗中即可。

养生分析：

　　霸王花味甘，性微寒，归肺经，具有清热润肺、止咳化痰、解毒消肿的功效。杏仁含有丰富的蛋白质、维生素及钙、镁、锌、硒等营养元素，还含有丰富的黄酮类和多酚类成分，能显著降低心脏病和很多慢性病的发病危险；还有美容功效，能促进皮肤微循环，使皮肤红润光泽。

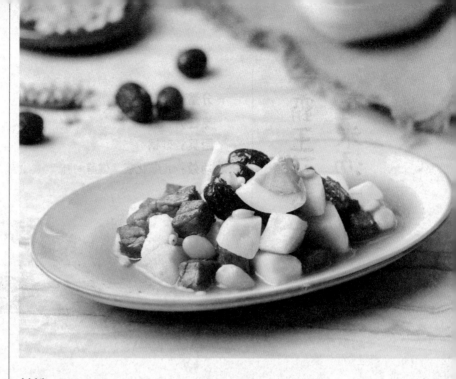

山药白果炖牛肉

厨具： 砂锅

烹饪方法： 煮

分量： 2人份

功效： 健脾养胃，补肾涩精，增强免疫力

材料：

水发香菇5克，山药丁30克，熟鸡蛋1个，白果10克，牛肉块、雪梨块各200克，熟松子仁5克，大枣8克，蒜末少许，盐3克，鸡粉2克，胡椒粉、水淀粉、生抽、料酒各适量

做法：

✤ 锅中注水烧开，倒入白果略煮，捞出，装盘备用。

✤ 锅中再放入牛肉，淋入料酒，汆去血水，捞出，装入盘中，备用。

✤ 熟鸡蛋去壳，再切成小块。

✤ 砂锅中注水烧开，倒入牛肉、香菇、大枣、料酒，用大火煮开后转小火煮1小时。

✤ 放入山药、蒜末，续煮20分钟。

✤ 揭开锅盖，倒入白果、雪梨、生抽、盐、鸡粉、胡椒粉，倒入水淀粉勾芡。

✤ 盛出炖煮好的菜肴，装入碗中，放上松子仁、鸡蛋即可。

养生分析：

山药性平味甘，归脾、肺、肾经，有补脾养胃、生津益肺、补肾涩精的功效，可用于脾虚食少、肺虚喘咳、肾虚遗精等症。白果中的黄酮甙、苦内脂对脑血栓、阿尔茨海默病、高血压、冠心病等有特殊的预防和治疗效果，经常食用可以扩张微血管、促进血液循环。

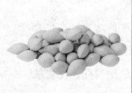

「腊八粥」

厨具：砂锅

烹饪方法：煮

分量：2人份

功效：健脾祛湿，补血养心

材料：黑糯米100克，百合50克，红豆、黄豆、绿豆、眉豆、黑豆、白扁豆、薏米、花生、莲子、黑芝麻、红枸杞、黑枸杞各30克，红枣、栗子各8个，陈皮1瓣，红糖适量

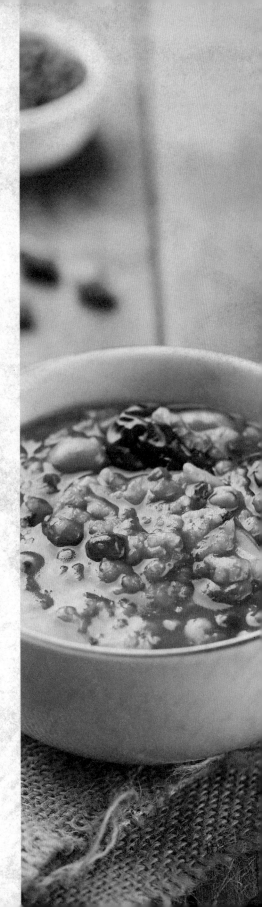

做法：

+ 将所有食材洗净，温水泡软。
+ 砂锅内加入沸水，除红、黑枸杞之外，放入其他食材，大火烧开后转中火煮1小时。
+ 再加入红、黑枸杞，煮5分钟，再加入红糖调味即可食用。

养生分析：

　　腊八粥共有5种颜色的食材，中医认为，五色入五脏，养五脏。眉豆、白扁豆、薏米祛湿，黄豆、莲子、栗子健脾，补土生金以养肺，红豆、红枣、花生补血养心，黑豆、黑芝麻补肾，百合色白，清心润肺、除烦安神，红枸杞和黑枸杞养肝明目，绿豆清热解毒，陈皮健脾养胃。五色食材让五脏相和，这款粥品滋养补益，补中有消，适合大众保健食用。

食悟笔记：

　　胃动力较弱的人士尽量少食。

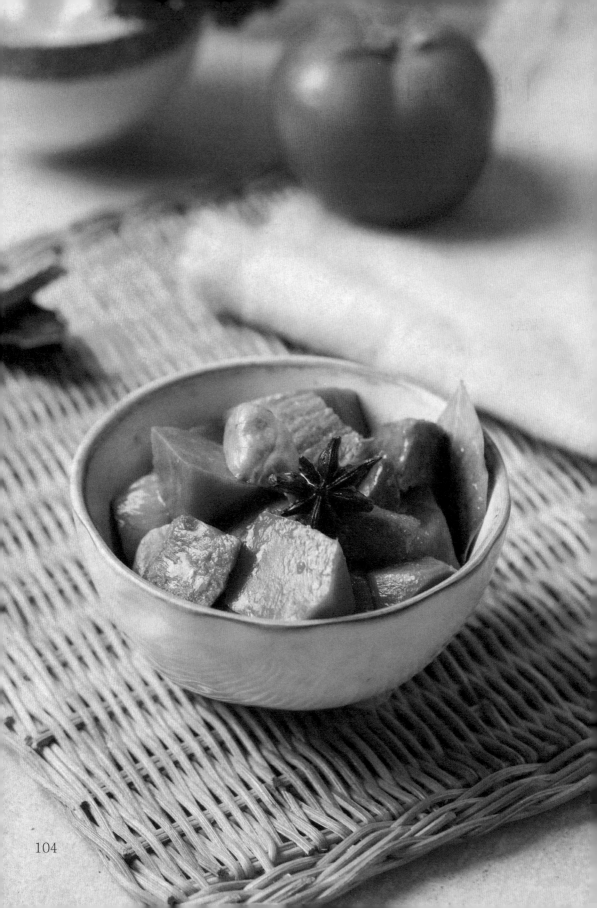

「胡萝卜板栗炖牛肉」

分量： 2 人份

烹饪方法： 煮

厨具： 炒锅

功效： 健脾养胃，补肾壮腰

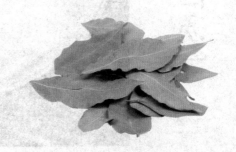

材料：

胡萝卜 50 克，板栗肉 80 克，牛肉块 80 克，香叶、八角、桂皮、葱段、大蒜、姜块各适量，盐 3 克，生抽 6 毫升，鸡粉 2 克，水淀粉 4 毫升，白酒 10 毫升，食用油适量

做法：

✤ 洗净去皮的胡萝卜切滚刀块；备好的板栗肉对半切开。

✤ 用油起锅，倒入葱段、姜块、大蒜，爆香，倒入处理好的牛肉块，翻炒至转色。

✤ 倒入白酒，翻炒片刻去腥，放入八角、桂皮、香叶，翻炒出香味，注入清水，煮开后转中火煮 35 分钟。

✤ 倒入切好的板栗块、胡萝卜块，放入盐、生抽，搅匀调味，续煮 20 分钟，再放入鸡粉、水淀粉，拌匀，关火后盛入盘中即可。

养生分析：

俗话说"小寒大寒，冷成冰团"，小寒开始进入了一年中最寒冷的时候，此时适宜吃一些温热食物以补益身体、防御寒冷，板栗就是日常热性食物中的一种。板栗又名栗子，性温味甘，含有淀粉、蛋白质、脂肪、钙、磷、铁、维生素等成分，营养丰富，具有健脾养胃、补肾壮腰、活血强筋、美容养颜等功效。

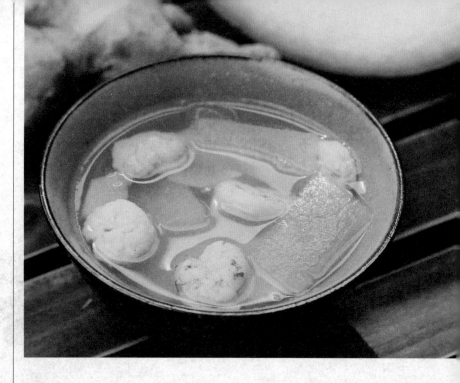

冬瓜虾仁汤

功效：养胃生津，补肾壮阳

分量：2人份

烹饪方法：煮

厨具：电饭锅

材料：

去皮冬瓜 200 克，虾仁 200 克，姜片 4 克，盐 2 克，料酒 4 毫升，食用油适量

做法：

✤ 虾仁洗净，冬瓜洗净切片。

✤ 取出电饭锅，打开盖子，通电后倒入切好的冬瓜。

✤ 倒入洗净的虾仁，放入姜片，倒入料酒、食用油，加入适量清水至没过食材，搅拌均匀。

✤ 盖上锅盖，煮 30 分钟至食材熟软。

✤ 打开盖子，加入盐，搅匀调味，把煮好后的汤装碗即可。

养生分析：

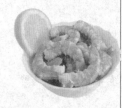

　　冬瓜含有多种维生素和人体必需的微量元素，可调节人体的代谢平衡。冬瓜性寒，能养胃生津、清降胃火，同时有抗衰老的作用，久食可保持皮肤洁白如玉，润泽光滑，并可保持形体健美。虾仁营养丰富，肉质松软，易消化，对身体虚弱以及病后需要调养的人是极好的食物，还有补肾壮阳、通乳抗毒、养血固精、化瘀解毒、益气滋阳、通络止痛、开胃化痰等功效。

「当归生姜羊肉汤」

厨具：砂锅

烹饪方法：煮

分量：2人份

功效：健胃止痛，益气补虚，补肾壮阳

材料：羊肉400克，当归10克，姜片40克，香菜段少许，料酒8毫升，盐2克，鸡粉2克

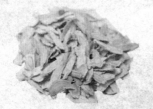

做法：

✤ 锅中注入清水烧开，倒入羊肉、料酒，汆去血水，捞出沥干。

✤ 砂锅注入清水烧开，倒入当归、姜片、羊肉、料酒，小火炖2小时至羊肉软烂。

✤ 揭开锅盖，放盐、鸡粉，拌匀调味，盛出煮好的汤料，装入盘中撒上香菜段即可。

养生分析：

羊肉性温味甘，既可食补，又可食疗，为优良的强壮祛疾食品，有益气补虚、温中暖下、补肾壮阳之功效。生姜的提取物能刺激胃黏膜，引起血管运动中枢及交感神经的反射性兴奋，促进血液循环，振奋胃功能，起到健胃、止痛、发汗、解热的作用。

食悟笔记：

羊肉汤炖制时间较长，砂锅中应多放些清水，避免炖干。

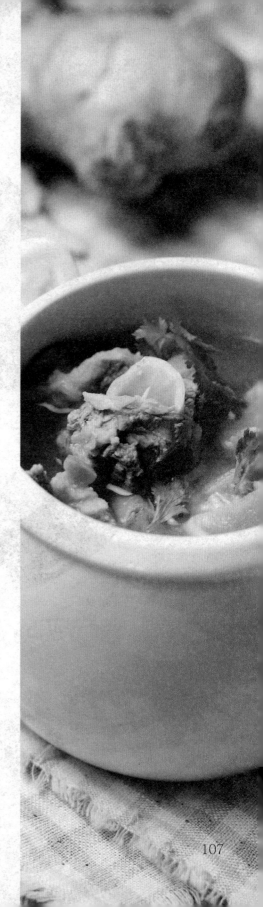

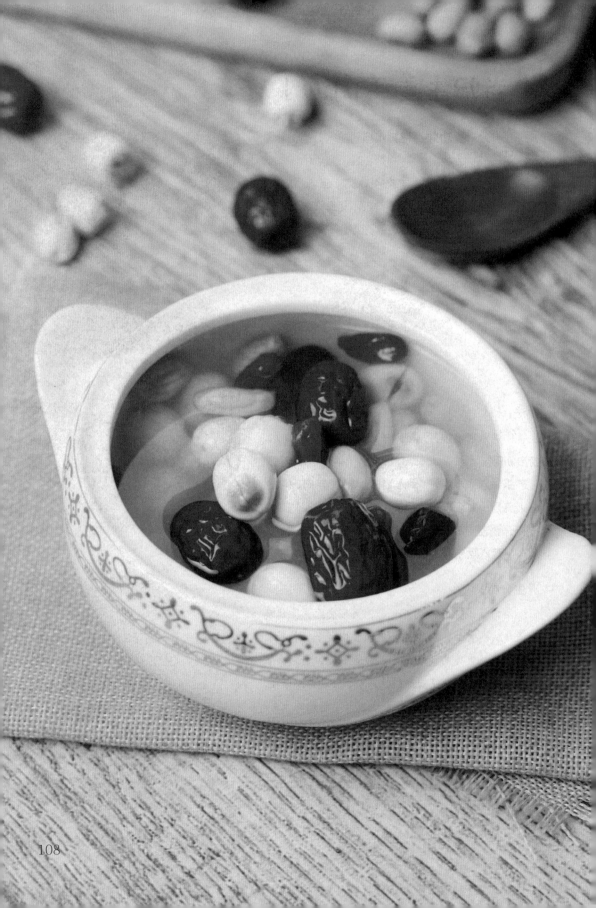

莲子枸杞花生红枣汤

分量： 1～2 人份

烹饪方法： 煮

厨具： 砂锅

功效： 醒脾和胃，滋补肝肾，养心安神

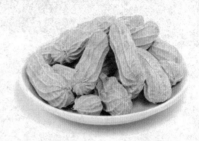

材料：

水发花生 40 克，水发莲子 20 克，红枣 30 克，枸杞少许，白糖适量

做法：

✤ 砂锅中注水烧开，将花生、莲子、红枣倒入锅中，搅拌均匀。

✤ 盖上锅盖，用小火煮 20 分钟至食材熟透。

✤ 揭开锅盖，加入枸杞、白糖，搅拌片刻，使白糖完全溶化。

✤ 将煮好的甜汤盛出，装入碗中即可。

养生分析：

　　莲子性平，味甘、涩，归脾、肾、心经，有补脾止泻、益肾涩精、养心安神之效。枸杞性平味甘，归肝、肾经，具有滋补肝肾、益精明目及缓解腰膝酸痛、眩晕耳鸣的功效。花生性平味甘，归脾、肺经，含有丰富的蛋白质、不饱和脂肪酸、维生素E、烟酸、钙、镁、锌、硒等营养元素，有增强记忆力、抗老化、止血、预防心脑血管疾病、减少肠癌发生的作用，具有醒脾和胃、润肺化痰、滋养调气、清咽止咳之功效。

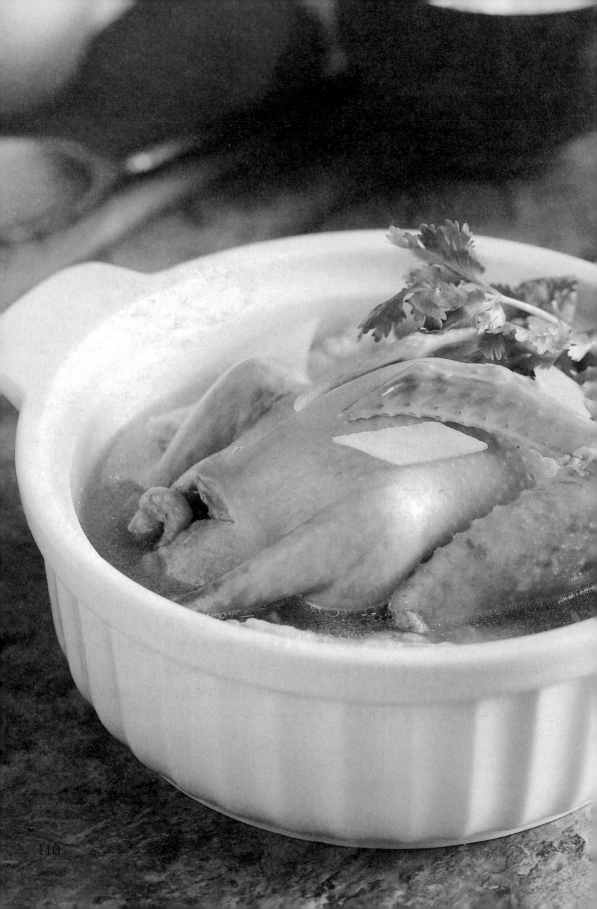

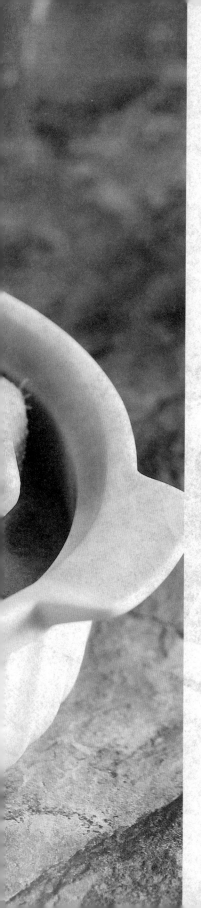

「排骨乳鸽汤」

分量： 2人份
烹饪方法： 煲
厨具： 砂锅
功效： 益气补血，壮体补肾，养颜美容

材料： 乳鸽1只，猪排骨200克，姜适量，盐2克

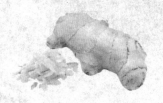

做法：

✤ 将乳鸽切去脚，洗净；猪排骨洗净。
✤ 将乳鸽、猪排骨同放入滚水锅中煮5分钟，再放入水中过凉。
✤ 砂锅内添水煮沸，放入乳鸽、猪排骨、姜，煮滚。
✤ 盖上锅盖，慢火煲3小时，加盐调味，盛出即成。

养生分析：

　　中医认为鸽肉性平，味甘、咸，具有补气虚、益精血、暖腰膝、利小便等作用。鸽肉的蛋白质含量高，消化率也高，而脂肪含量较低，在兽禽动物肉食中最宜人类食用。此外，鸽肉所含的钙、铁、铜等元素及维生素A等都比鸡、鱼、牛、羊肉含量高，还含有丰富的泛酸，对脱发、白发和未毛先衰等有很好的疗效。同时鸽肉有壮体补肾、健脑补神、提高记忆力、降低血压、养颜美容、延年益寿的功效，一般人均可食用，更是老年人、孕妇及儿童、体虚病弱者、慢性病患者的理想营养食品。

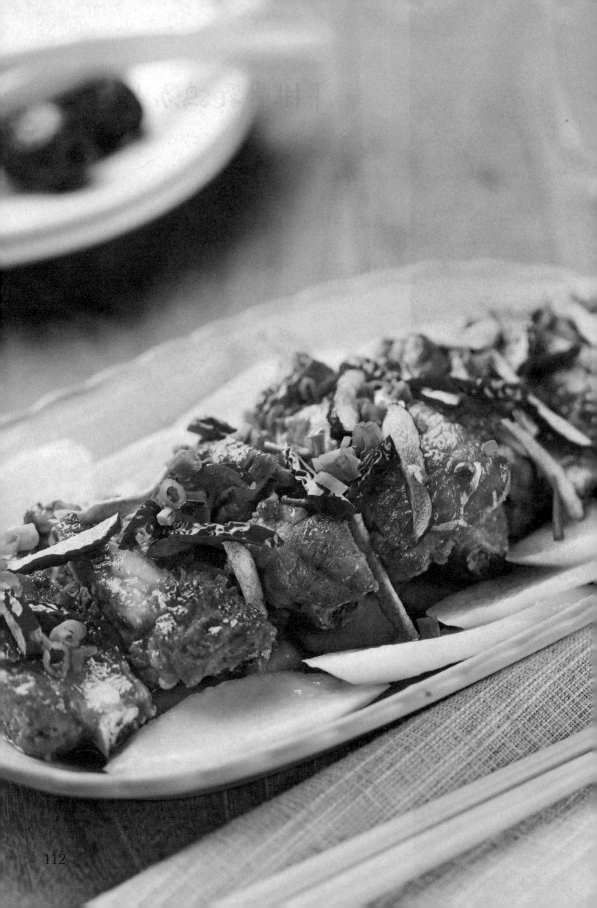

山药红枣蒸排骨

分量： 2 人份

烹饪方法： 蒸

厨具： 蒸锅

功效： 健脾补肾，养血安神

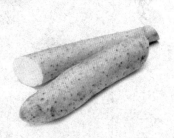

材料：

排骨 250 克，鲜山药 200 克，红枣 3 个，生姜 10 克，老抽、生抽、花生油、生粉、葱花各适量

做法：

✤ 红枣去核切丝；鲜山药去皮切片，生姜剁成姜末；排骨砍块洗净，放入姜末、老抽、生抽、花生油、生粉腌渍备用。

✤ 鲜山药铺于盘子上，再铺上排骨，放上红枣丝、葱花，放入蒸锅，隔水蒸 10 分钟即可。

养生分析：

中医认为，山药入肺、脾、肾经，有益气养阴、健脾补肾的功效。红枣补中益气、养血安神。两者均有补益功效，性味相对平和，红白相配，颜色靓丽，制作简单，适合大众人群冬季进补食用。

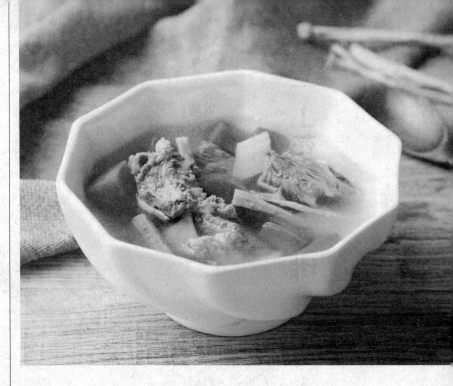

党参胡萝卜猪骨汤

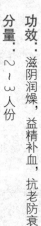

功效：滋阴润燥，益精补血，抗老防衰

分量：2~3人份

烹饪方法：煮

厨具：砂锅

材料：

鲜猪骨300克，胡萝卜200克，党参15克，姜片20克，盐2克，鸡粉2克，胡椒粉1克，料酒10毫升

做法：

✤ 洗好的胡萝卜切条，再切成丁。

✤ 锅中注水烧开，倒入洗净的猪骨，煮至变色，捞出。

✤ 砂锅注水烧开，放入党参、姜片、猪骨、料酒，拌匀。

✤ 盖上锅盖，烧开后用小火煮约30分钟，倒入切好的胡萝卜，拌匀。

✤ 盖上锅盖，续煮至食材熟透，调入盐、鸡粉、胡椒粉，盛出即可。

养生分析：

　　猪骨提供人体生理活动必需的优质蛋白质、脂肪，尤其是丰富的钙质可维护骨骼健康，具有滋阴润燥、益精补血的功效，适宜于气血不足、阴虚纳差者。胡萝卜中的胡萝卜素可清除致人衰老的自由基，所含的B族维生素和维C等也有润皮肤、抗衰老的作用，另外它的芳香气味是挥发油造成的，能增进消化，并有杀菌作用。

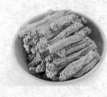

「香菇冬瓜鸡汤」

厨具：砂锅

烹饪方法：煲

分量：2~3人份

功效：补气益胃，增强免疫力

材料：冬瓜 500 克，水发香菇 50 克，鸡肉 300 克，姜片少许，盐 8 克，鸡粉 4 克，胡椒粉 3 克，料酒、食用油适量

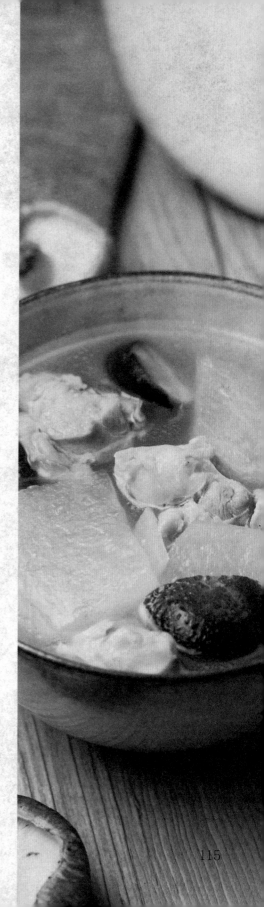

做法：

+ 把去皮洗净的冬瓜切成大块，洗净的香菇切去蒂，洗净的鸡肉斩成小件，备用。

+ 锅中倒入适量清水，大火烧开，放入鸡肉块拌匀，煮约 1 分钟，汆去血渍，再撇去浮沫，捞出汆烫好的鸡肉块，沥干水分，盛放在盘中待用。

+ 另起锅，注入少许食用油烧热，放入姜片，爆香，再倒入汆煮过的鸡肉块，翻炒几下。

+ 淋上少许料酒，炒匀调味，注入适量清水，倒入冬瓜、香菇，盖上锅盖，用大火烧开。

+ 关火后取下锅盖，将锅中的食材转至砂锅中，并将砂锅放置旺火上，盖上锅盖，煮沸后用小火续煮约 30 分钟至食材熟透。

+ 取下锅盖，加入盐、鸡粉，撒上胡椒粉，拌匀调味，撇去表面浮沫，取下砂锅，摆放在盘上即可。

养生分析：

　　香菇具有高蛋白、低脂肪、多糖、多种氨基酸和多种维生素的营养特点，补气益胃，且香菇中有一种一般蔬菜缺乏的麦淄醇，它可转化为维生素D，促进体内钙的吸收，并可增强人体抵抗疾病的能力。

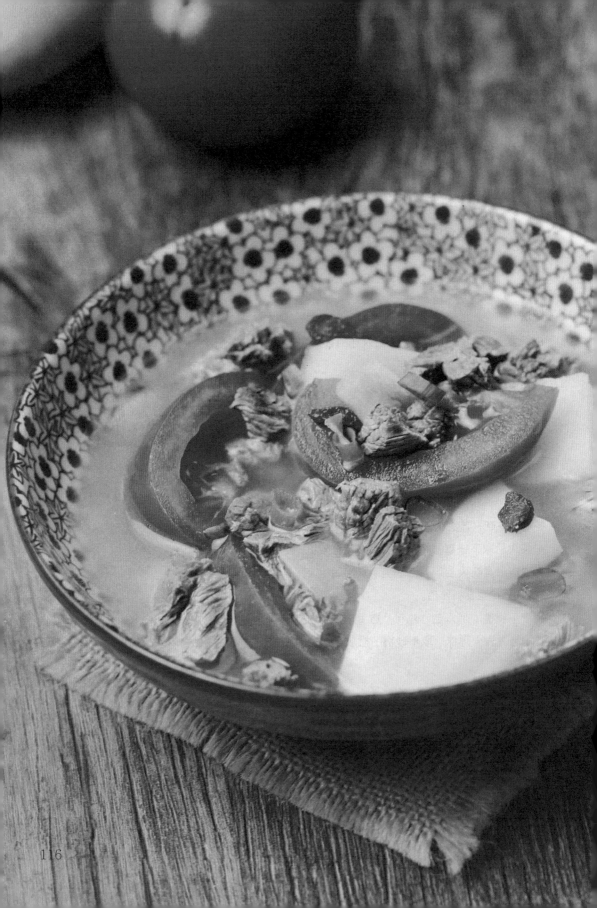

家常牛肉汤

分量：2～3人份
烹饪方法：煲
厨具：砂锅
功效：保护心血管，降糖降脂，美容抗衰

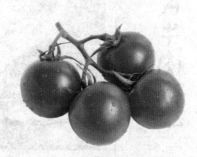

材料：

牛肉 200 克，土豆 150 克，西红柿 100 克，姜片、枸杞、葱花各少许，盐、鸡粉各 2 克，胡椒粉、料酒各适量

做法：

✣ 把洗净的牛肉切成牛肉丁，去皮洗净的土豆切成大块，洗好的西红柿切成块。

✣ 砂锅中注入适量清水，用大火煮沸，放入姜片、洗净的枸杞。

✣ 倒入牛肉丁，淋入少许料酒，拌匀，用大火煮沸，掠去浮沫。

✣ 盖上锅盖，用小火煲煮约 30 分钟至牛肉熟软。

✣ 揭开锅盖，倒入切好的土豆、西红柿，再盖上锅盖，煮约 15 分钟至食材熟透。

✣ 揭开锅盖，加入盐、鸡粉、胡椒粉，拌煮均匀至入味，将煮好的牛肉汤盛出撒上葱花即成。

养生分析：

　　西红柿现在已是不少人餐桌上的美味，富含胡萝卜素、B 族维生素和维生素 C，其中维生素 P 含量是蔬菜之冠，对心血管具有保护作用，可减少心脏病的发作。土豆是低热量且富含多种维生素和微量元素的食物，是理想的减肥食品，同时对辅助治疗消化不良、神疲乏力、慢性胃痛、关节疼痛等症有良好效果，是胃病和心脏病患者的优质保健食品，还可以降糖降脂、美容、抗衰老等。

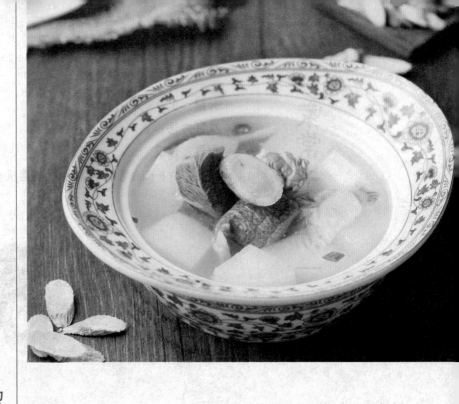

「补气黄芪牛肉汤」

厨具：砂锅

烹饪方法：煮

分量：2～3人份

功效：益气补血，滋养脾胃，强健筋骨

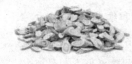

材料：

牛肉120克，白萝卜120克，黄芪8克，姜片、葱花各少许，盐2克

做法：

✢ 锅中注水烧开，放入洗净切好的牛肉，汆至变色，捞出。

✢ 砂锅中注入适量清水烧开，放入汆好的牛肉，加入洗净的黄芪，撒入姜片，拌匀。

✢ 盖上锅盖，烧开后转小火煮约1.5小时后，放入洗净切好的白萝卜，搅拌匀。

✢ 盖上锅盖，用小火煮约30分钟至食材熟透。

✢ 揭开锅盖，加盐，拌匀调味。

✢ 关火后盛出煮好的汤料，装入碗中，撒上葱花即可。

养生分析：

　　寒冬食牛肉可暖胃，是该季节的补益佳品。黄芪和牛肉都有补气的功效，对于气虚者来说，巧妙搭配药材和食材，更能起到事半功倍的补气效果。黄芪对肾炎水肿症也有一定的辅助作用。牛肉有补中益气、滋养脾胃、强健筋骨、止渴止涎之功效，适宜于中气下隐、气短体虚、筋骨酸软、贫血久病及面黄目眩之人食用。

「胡萝卜爆腰花」

厨具：炒锅

烹饪方法：炒

分量：2～3 人份

功效： 补气益肾，增强免疫力

材料： 猪腰 300 克，葱花 5 克，胡萝卜 100 克，蒜末 8 克，姜末 5 克，盐 2 克，酱油 3 毫升，白酒 5 毫升，水淀粉 3 毫升，食用油 30 毫升

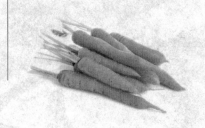

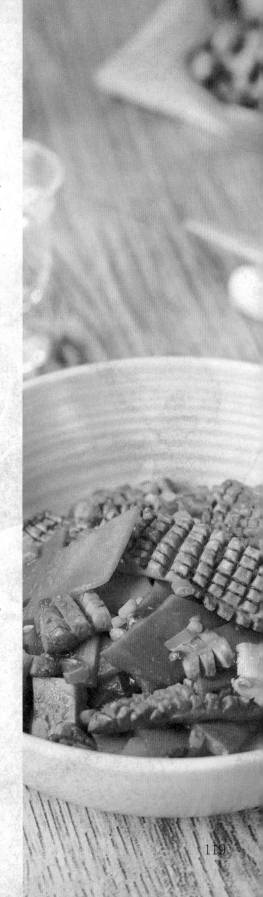

做法：

✛ 将洗净的猪腰切成小块，打上网格花刀；胡萝卜切成菱形片。

✛ 锅中注水烧开，放入切好的猪腰片，汆水后捞出。

✛ 锅中注油烧热，放入姜末、蒜末、葱花，爆香。

✛ 放入猪腰，翻炒至散发出香味，加入白酒，翻炒均匀。

✛ 放入胡萝卜片，翻炒至断生，加入少许盐、酱油，翻炒至食材上色，最后加入水淀粉勾芡即可。

养生分析：

　　胡萝卜能提供丰富的维生素 A，可促进机体正常生长繁殖，同时还有增强人体免疫力和抗癌的作用。猪腰具有补肾气、通膀胱、消积滞、止消渴之功效，但胆固醇含量较高，故血脂偏高者、高胆醇者忌食。

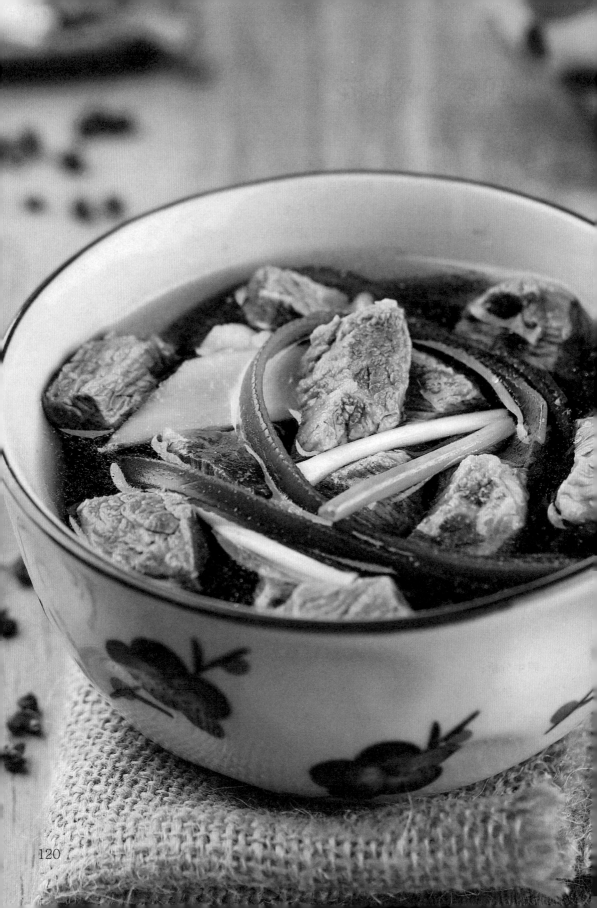

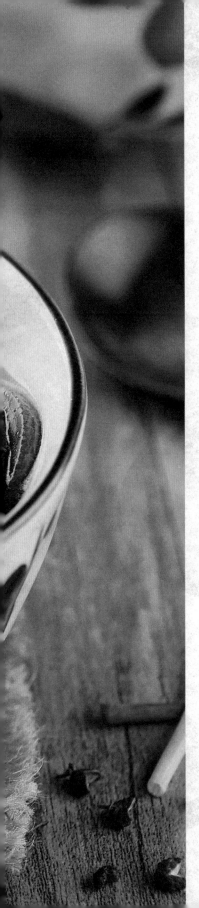

「海带牛肉汤」

分量： 2 人份

烹饪方法： 煮

厨具： 高压锅

功效： 补脾胃，益气血，强筋骨

材料： 牛肉 150 克，水发海带丝 100 克，姜片、葱段各少许，鸡粉 2 克，胡椒粉 1 克，生抽 4 毫升，料酒 6 毫升

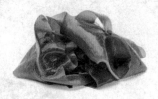

做法：

✤ 将洗净的牛肉切条形，再切丁，备用。

✤ 锅中注入适量清水烧开，倒入牛肉丁，搅匀，淋入少许料酒拌匀，汆去血水，再捞出牛肉，沥干水分。

✤ 高压锅中注入适量清水烧热，倒入汆过水的牛肉丁。

✤ 撒上备好的姜片、葱段，淋入少许料酒，盖好盖，拧紧，用中火煮约 30 分钟，至食材熟透。

✤ 拧开盖子，倒入洗净的海带丝，转大火略煮一会儿。

✤ 加入少许生抽、鸡粉，撒上胡椒粉，拌匀调味，关火后盛出煮好的汤料，装入碗中即成。

养生分析：

　　牛肉含有蛋白质、牛磺酸、维生素 B_1、维生素 B_2、胆甾醇、磷、钙、铁等营养成分，具有补脾胃、益气血、强筋骨等功效。海带含碘量极高，是体内合成甲状腺素的主要原料，常食可令秀发润泽乌黑，也是甲状腺机能低下者的最佳食品。中医认为，海带性寒味咸，具有软坚、散结、消炎、祛脂降压等功效，并对防治硅肺病有较好的作用。

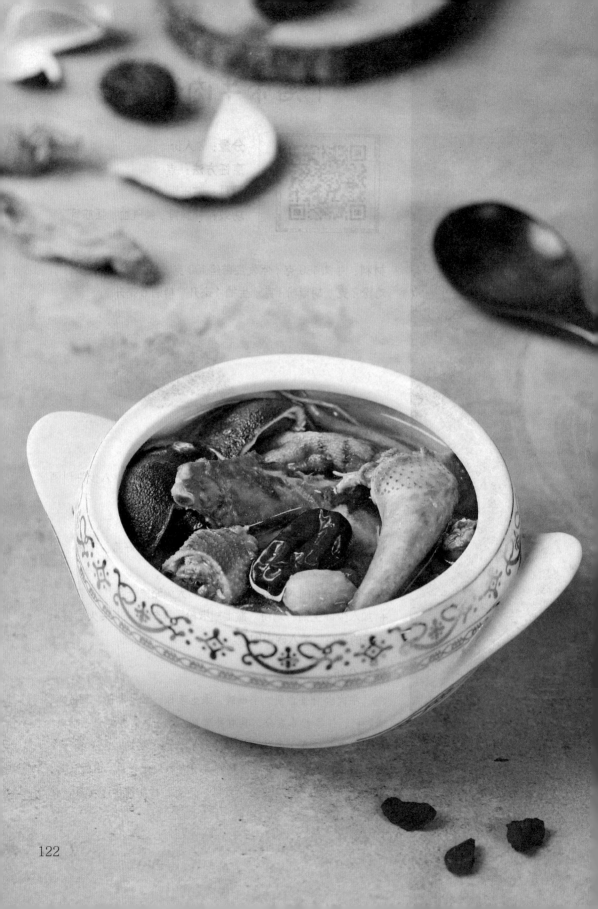

天麻乳鸽汤

分量： 2 人份

烹饪方法： 炖

厨具： 炖盅

功效： 补脑安神，益气补血

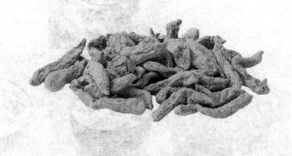

材料：

乳鸽 1 只，天麻 15 克，黄芪、桂圆、党参、人参、姜片、枸杞、红枣、陈皮各少许，高汤、盐、鸡粉、料酒各适量

做法：

+ 乳鸽处理干净，斩块。
+ 锅中加清水烧开，放入乳鸽，汆煮 3 分钟至断生捞出，用清水洗净。
+ 将洗净的乳鸽放入炖盅内，再放入其余的原料。
+ 高汤倒入锅中烧开，加盐、鸡粉、料酒调味。
+ 将调好味的高汤舀入炖盅内，盖好炖盅的盖子。
+ 在炖锅中加入适量清水，放入炖盅，盖上锅盖炖 1 小时后取出，装盘即成。

养生分析：

　　天麻是一种昂贵的中药食材，具有补脑安神、降血压的功效。乳鸽营养丰富，富含蛋白质、钙、铁、铜等元素及维生素，具有益气补血、清热解毒、生津止渴等功效。两者搭配炖汤，可以调节人体大脑神经系统、缓解压力、改善睡眠等，可作为儿童的补脑营养汤品。

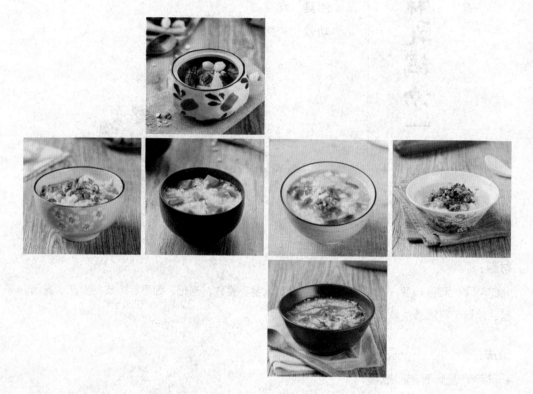

大寒

——岁末大寒，孕春归

大寒节气后，要多吃温性食品，如鸡肉、羊肉、牛肉、白菜、板栗等，烹调菜肴时还可适当多放些葱、姜、蒜、辣椒、料酒等调料进行调味。古有『大寒大寒，防风御寒』的说法，大寒时节气温较低，人体的新陈代谢变缓，五脏六腑既需要吸收充足的养分来抵御风寒，又要迎接立春的生发之气。同时，由于大寒是冬季的最后一个节气，为脾所主，因此此时养生的关键是补气养血、濡养脏腑，并注意养藏、养阴等。

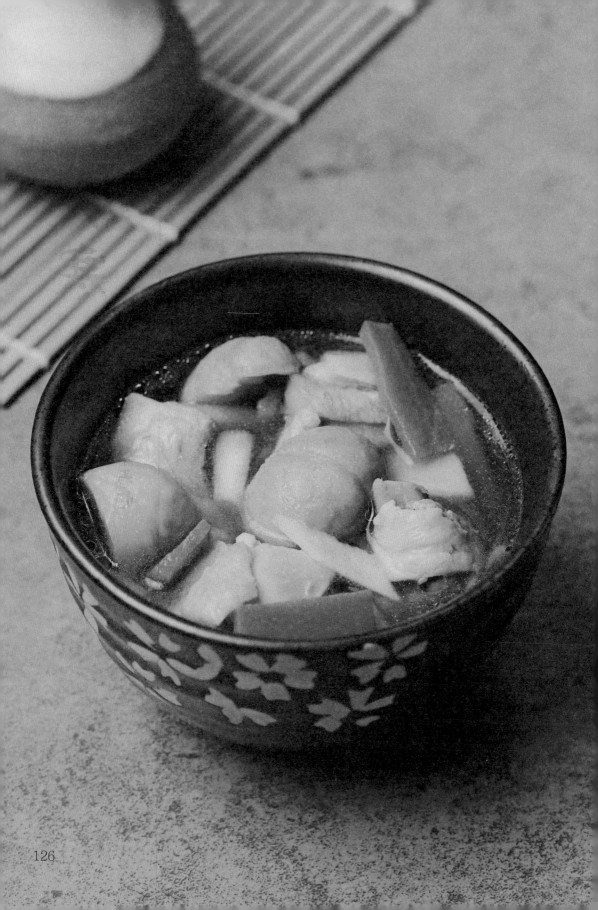

板栗土鸡汤

分量: 2人份

烹饪方法: 炖

厨具: 砂锅

功效: 健脾养胃,滋阴补肾,改善贫血

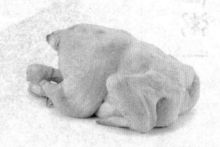

材料:

土鸡300克,板栗肉80克,胡萝卜、姜片、葱段各少许,盐、白糖、料酒、胡椒粉各适量

做法:

✛ 将土鸡洗净,切块;胡萝卜去皮洗净,切片。

✛ 锅中注入适量清水烧开,倒入土鸡块,煮约3分钟,用漏勺捞出,沥干水分,装盘待用。

✛ 砂锅中注入适量清水烧热,倒入汆过水的土鸡块、姜片、板栗肉。

✛ 盖上锅盖,用大火烧开,小火炖1小时至熟透。

✛ 揭开锅盖,加入盐、白糖、料酒调味,倒入胡萝卜片,撒入胡椒粉,续煮至入味。

✛ 撒入葱段,拌匀,关火后盛出煮好的汤料即可。

养生分析:

　　板栗集热量、营养于一身,味甘性温,入脾、胃、肾经,能养胃健脾、壮腰补肾。历代医学家均把板栗当成益气、健脾、补肾、强身的最佳滋补品,也是冬季滋补养生的首选食材。土鸡的营养重在滋阴,强身健体,也是女性进补的好食材。

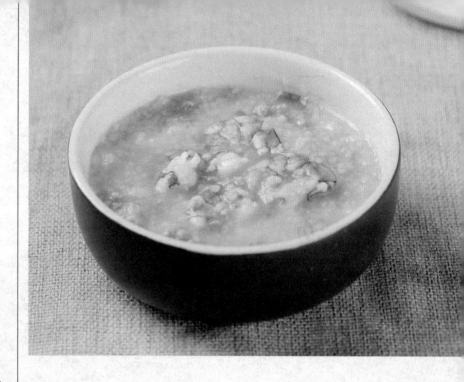

「羊肉虾仁粥」

功效：补肾壮阳，益气补虚，养血固精

分量：2～3人份

烹饪方法：煮

厨具：砂锅

材料：

羊肉 100 克，虾仁 100 克，大米 100 克，葱、盐、白胡椒各适量

做法：

✛ 锅中注入适量清水，放入羊肉，大火煮沸后撇去浮沫。

✛ 将羊肉捞出，过凉水洗净，切成丁。

✛ 虾仁除虾线，葱切末。

✛ 将大米淘洗后放入砂锅中，放入羊肉丁，大火煮沸后转小火煮 30 分钟。

✛ 加入虾仁，煮至虾身变红，加入盐、葱末、白胡椒，煮至食材入味即可。

养生分析：

　　羊肉肉质细嫩，容易消化，高蛋白、低脂肪、含磷脂多，比猪肉和牛肉的脂肪含量更少，胆固醇含量少，是冬季防寒温补的美味之一，有益气补虚、温中暖下、补肾壮阳、生肌健力、抵御风寒之功效。而虾仁营养丰富，肉质松软，易消化，对身体虚弱以及病后需要调养的人是极好的食物，有补肾壮阳、通乳抗毒、养血固精、化瘀解毒、益气滋阳、通络止痛、开胃化痰等功效。

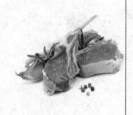

「羊肉青菜粥」

厨具：电饭锅、炒锅

烹饪方法：煮

分量：2～3人份

功效：补中益气，健脾养胃，增强免疫力

材料：羊肉 100 克，大米 100 克，青菜 50 克，杏鲍菇 50 克，葱花、食用油适量，盐少许

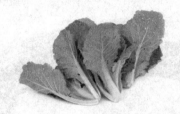

做法：

✛ 大米洗净，放入电饭锅中熬成粥。

✛ 羊肉、杏鲍菇、青菜、小葱分别洗净切丁。

✛ 热锅注油，加入羊肉，炒匀。

✛ 待羊肉全部变色，倒入杏鲍菇丁，炒 1 分钟，加入适量清水，煮至沸腾。

✛ 倒入已经备好的大米粥中搅拌 1 分钟。

✛ 倒入青菜丁、小葱，加入适量盐，搅拌至入味，关火盛出即可。

养生分析：

　　羊肉是冬季防寒温补的佳品，大米则是备受喜爱的主食之一，具有很高的营养功效，是补充营养素的基础食物，含有丰富 B 族维生素，具有补中益气、健脾养胃、益精强志、和五脏、通血脉等功效。杏鲍菇同样含有丰富的营养物质，包括蛋白质、碳水化合物、维生素及钙、镁、铜、锌等矿物质，可以提高人体免疫功能，对人体具有抗癌、降血脂、润肠胃以及美容等作用。

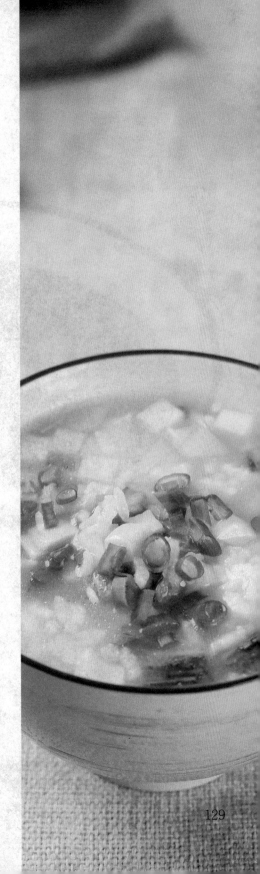

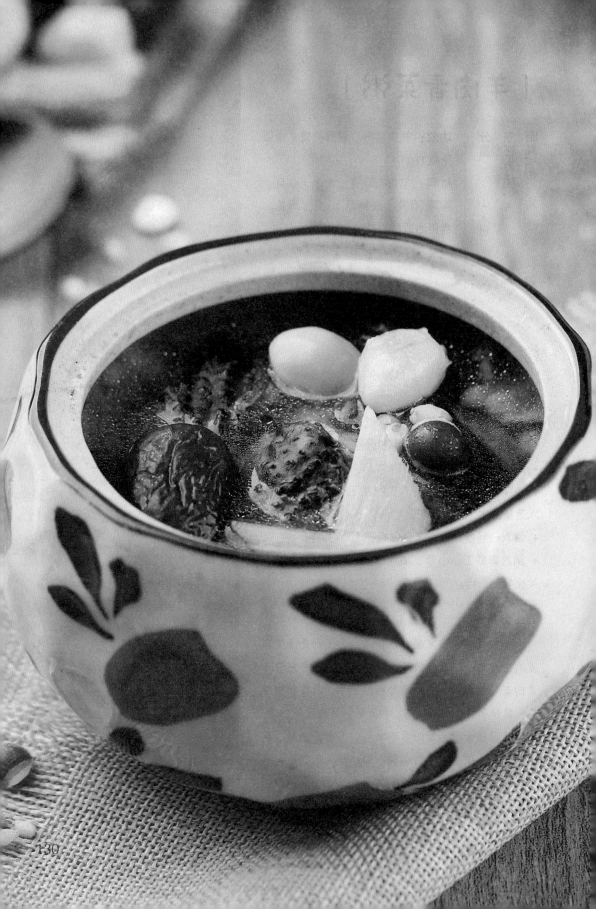

「荞麦白果竹丝鸡汤」

分量： 2 人份

烹饪方法： 煮

厨具： 砂锅

功效： 强筋健骨，开胃消食，健脾益气

材料： 竹丝鸡（乌骨鸡）300 克，荞麦 100 克，白果、芡实各 25 克，生姜、干枣各适量，盐 2 克

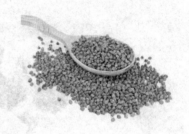

做法：

+ 将荞麦、芡实淘洗净；生姜洗净，切片；干枣去核；白果去壳。
+ 将竹丝鸡洗净剁块，砂锅内添适量清水，放入竹丝鸡、荞麦、芡实、姜片，放入干枣、白果。
+ 煮沸，转小火煮至熟烂，加盐调味即可。

养生分析：

竹丝鸡内含丰富的黑色素、蛋白质、B 族维生素等营养元素，可提高生理机能，延缓衰老，强筋健骨，对防治骨质疏松、佝偻病、妇女缺铁性贫血症等有明显功效，一般人都可食用。荞麦性平味甘，有健脾益气、开胃宽肠、消食化滞的功效，含有丰富的铁、镁、膳食纤维等营养成分，具有很好的营养保健作用。不过荞麦难消化，不宜多食。芡实含有丰富的淀粉，可为人体提供热能，并含有多种维生素和矿物质，可保证体内营养所需成分，具有固肾涩精、补脾止泄、利湿健中之功效。三者合而食之，有强身健体、开胃消食、健脾固肾之效，适合冬季进补。

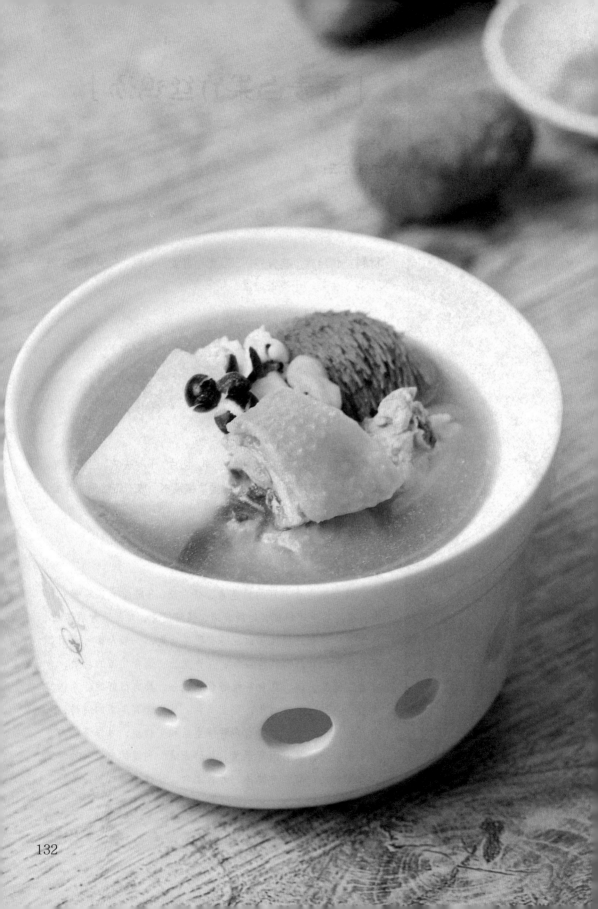

猴头菇冬瓜薏米鸡汤

分量： 2 人份

烹饪方法： 煮

厨具： 砂锅

功效： 养胃益肾，抗癌防衰，塑形健美

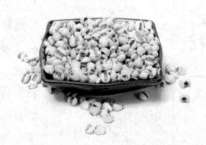

材料：

冬瓜块 300 克，鸡肉块 200 克，水发猴头菇 30 克，水发芡实 15 克，水发薏米 15 克，水发干贝少许，高汤适量，料酒 8 毫升，盐 2 克

做法：

- ✤ 锅中注入适量清水烧开，倒入鸡肉块，搅散，汆去血水，捞出，过一遍冷水。
- ✤ 砂锅中倒入适量高汤烧开，倒入猴头菇、干贝、芡实、薏米，加入冬瓜、鸡块，搅拌片刻。
- ✤ 淋入料酒，搅拌片刻，盖上锅盖，烧开后转中火煲煮 3 小时至食材熟透。
- ✤ 揭开锅盖，加入盐，搅拌均匀至食材入味。
- ✤ 将煮好的鸡汤盛出，装入碗中，待稍微放凉即可食用。

养生分析：

中医认为猴头菇具有健胃、补虚、抗癌、益肾精之功效，所含的不饱和脂肪酸利于血液循环，能降低血胆固醇含量，具有提高机体免疫力的功能，可延缓衰老，能抑制癌细胞中遗传物质的合成，从而预防和治疗消化道癌症和其他恶性肿瘤，对胃溃疡、十二指肠溃疡、胃炎等消化道疾病的疗效令人瞩目。冬瓜是肥胖者的理想蔬菜，还有延缓衰老的作用，久食可保持皮肤洁白如玉、润泽光滑，并可保持形体健美。

「胡萝卜羊肉粥」

厨具：电饭锅、炒锅

烹饪方法：煮

分量：3～4人份

功效：防癌抗衰，增强免疫力

材料：

胡萝卜150克，羊肉馅50克，大米150克，姜末20克，料酒5毫升，食用油、盐、胡椒粉各适量

做法：

✤ 胡萝卜洗净，去皮切成末。

✤ 电饭锅中注水煮沸，放入泡好的大米，用小火煮30分钟至熟软。

✤ 炒锅烧热，放入油，再放入羊肉馅炒至变色。

✤ 放入姜末和料酒，炒匀，放入胡萝卜丝炒软。

✤ 将炒好的羊肉胡萝卜倒入熬好的白粥当中，搅匀。

✤ 用小火续煮10分钟，加盐、胡椒粉，煮至入味即可。

养生分析：

寒冬时节常吃羊肉可促进血液循环，增强御寒能力，再加入了爽脆清甜的胡萝卜，中和掉羊肉的油腻与腥膻味，使整个粥更加鲜美可口了。

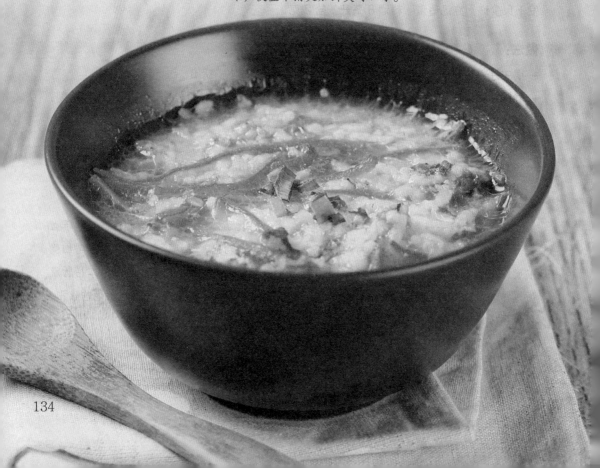

「羊肉芹菜粥」

厨具：砂锅

烹饪方法：煮

分量：1～2人份

功效：开胃消食，温中暖下，抵御风寒

材料：羊肉100克，芹菜50克，白粥200克，葱段、姜片、料酒各适量，白胡椒粉、盐各少许

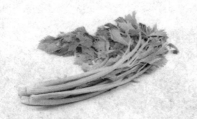

做法：

✤ 将羊肉、芹菜分别洗净，切丁，备用。

✤ 羊肉丁中加入葱段、姜片、白胡椒粉、盐，淋入适量料酒。

✤ 抓匀，腌渍10分钟至其入味。

✤ 拣出羊肉中的葱段、姜片。

✤ 砂锅倒入适量清水煮沸，放入白粥搅散。

✤ 倒入羊肉，搅拌均匀，煮至羊肉熟透，撒入芹菜丁，加适量盐，煮至食材入味即可。

养生分析：

　　芹菜是常食蔬菜之一，既可热炒，又能凉拌，深受人们喜爱。近年来诸多研究表明，芹菜是一种具有很好药用价值的植物，富含铁、锌等微量元素，有平肝降压、抗癌防癌、利尿消肿、增进食欲的作用，多吃还可以增强人体的抗病能力。另外有研究发现，由于芹菜中富含水分和纤维素，并含有一种能使脂肪加速分解、消失的化学物质，因此是减肥的最佳食品，也是缓解冬季饮食过于油腻的佳品。

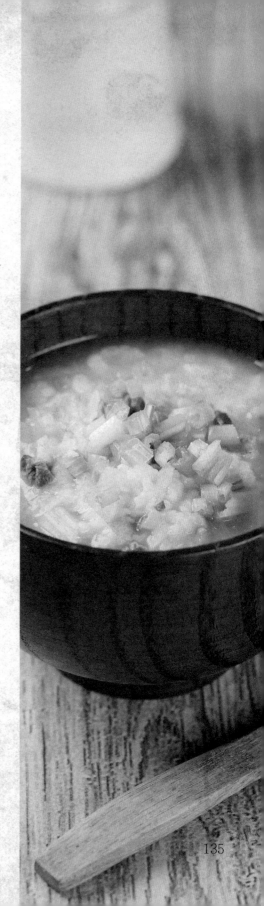

135

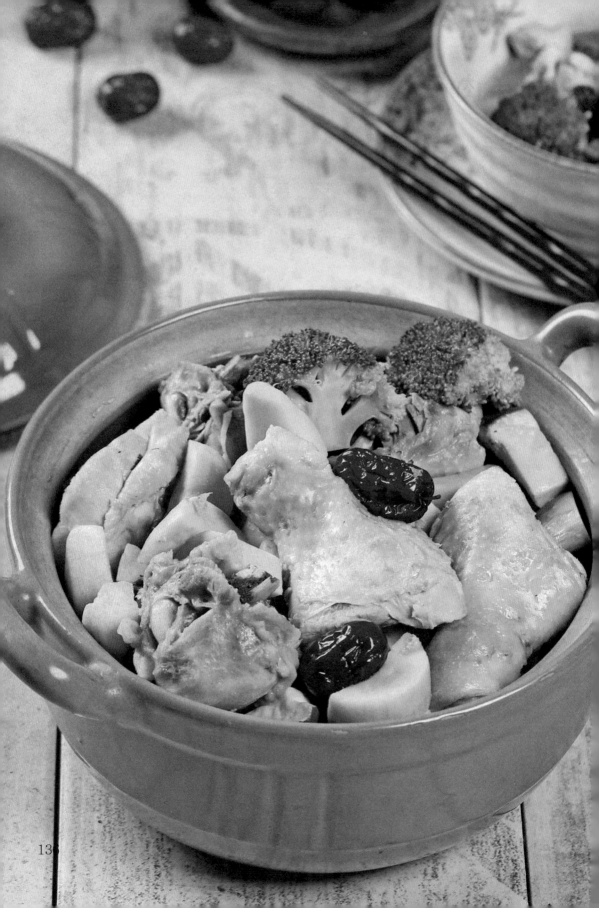

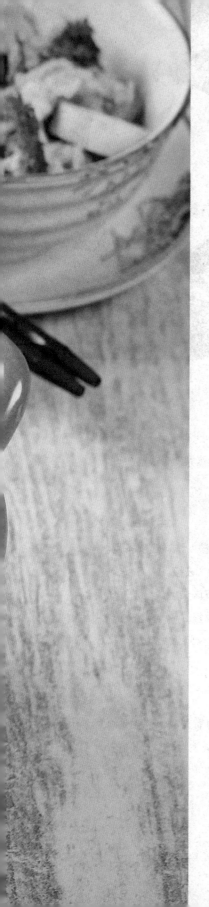

「红枣杏鲍菇麻油鸡」

分量： 2 人份
烹饪方法： 煮
厨具： 砂锅
功效： 强身健体，益气补血

材料： 鸡腿 4 只，杏鲍菇 120 克，姜片、干红枣、西蓝花各适量，盐 4 克，芝麻油、食用油、米酒各适量

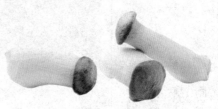

做法：

✚ 鸡腿洗净，斩成大块；干红枣洗净，浸水泡发；西蓝花洗净，掰成小朵；杏鲍菇切小块。

✚ 热锅煮水烧开，放入切好的鸡腿块、姜片、红枣，煮至沸腾，加入适量盐，改中小火，焖煮约 20 分钟至食材熟软，捞出鸡腿、红枣，待用。

✚ 净锅注水烧开，加入少许盐，放入西蓝花焯水捞出；再放入切好的杏鲍菇，焯水至熟软，捞出。

✚ 砂锅注油烧热，放入鸡腿、红枣翻炒几下，再倒入西蓝花、杏鲍菇翻炒匀，淋入适量清水，加入少许芝麻油、适量米酒，盖上锅盖焖煮一会儿至食材完全入味，关火，取下砂锅即可。

养生分析：

　　鸡腿的蛋白质含量比例较高，种类多，而且消化率高，很容易被人体吸收利用，有增强体力、强壮身体的作用。鸡肉是中国人膳食结构中脂肪和磷脂的重要来源之一，对营养不良、畏寒怕冷、乏力疲劳、月经不调、贫血、虚弱等有很好的食疗作用，也是冬季滋补的首选食材之一。

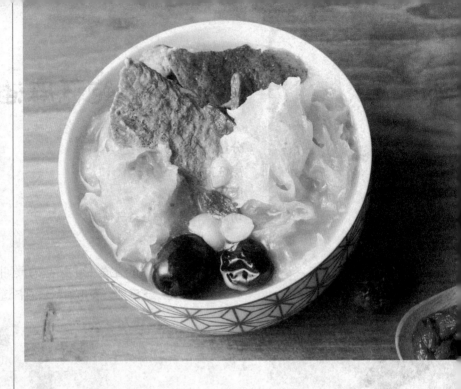

雪梨无花果煲猪肉

功效：补肾养血，滋阴润燥，养颜美容

分量：2人份

烹饪方法：煮

厨具：汤锅

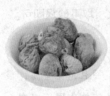

材料：

银耳 30 克，百合 20 克，枸杞 15 克，南、北杏仁各 20 克，陈皮 3 克，无花果 8 颗，红枣 8 颗，猪瘦肉 300 克，雪梨 1 个，盐少许

做法：

✤ 银耳用清水泡 1 小时，中间换水 2～3 次，沥干；猪瘦肉不切件，氽烫去杂质、血水后洗净；雪梨对切、去核，洗净连皮备用。

✤ 枸杞用清水略洗，清除杂质；红枣洗净，去核。

✤ 陈皮浸泡 5～10 分钟，用小刀刮去果皮内白色囊，洗净备用。

✤ 其他原料用清水洗净并浸泡 10 分钟，重复 2～3 次洗净备用。

✤ 锅中放入 3500 毫升水与所有原料，大火烧滚后转小火煲 3 小时，关火放盐调味即可。

养生分析：

　　猪肉含有丰富的优质蛋白质和必需的脂肪酸，并提供血红素（有机铁）和促进铁吸收的半胱氨酸，能改善缺铁性贫血，具有补肾养血、滋阴润燥的功效。无花果含有人体必需的多种氨基酸，如维生素 A、维生素 C、钙、磷等，可以缓解眼部疲劳、消除眼袋，可以使皮肤保持滋润、有光泽。

「北芪党参红枣煲鸡」

厨具：汤锅

烹饪方法：煮

分量：2～3人份

功效： 益气补血，健脾养胃，强筋健骨

材料： 当归10克，北芪15克，党参15克，枸杞15克，桂圆20克，红枣8颗，鸡300～600克，生姜数片，盐少许

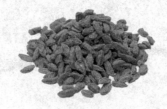

做法：

✤ 鸡不斩件，汆烫去杂质、血水，去除鸡皮后洗净备用。

✤ 红枣洗净，去核备用。

✤ 当归、枸杞、桂圆略洗干净清除杂质后，沥干备用。

✤ 其他原料用清水洗净并浸泡10分钟，重复2～3次洗净备用。

✤ 锅中放入适量水与所有原料，大火烧滚后转小火煲3小时，关火放盐调味即可。

养生分析：

中医认为，鸡肉有温中益气、补虚填精、健脾胃、活血脉、强筋骨的功效。鸡肉肉质细嫩，滋味鲜美，含有丰富的蛋白质，而且消化率高，很容易被人体吸收利用。鸡肉含有对人体生长发育起重要作用的磷脂类、矿物质及多种维生素，有增强体力、强壮身体的作用，对体虚、气血循环不佳、手脚冰冷者以及发育中的孩子都很适合。

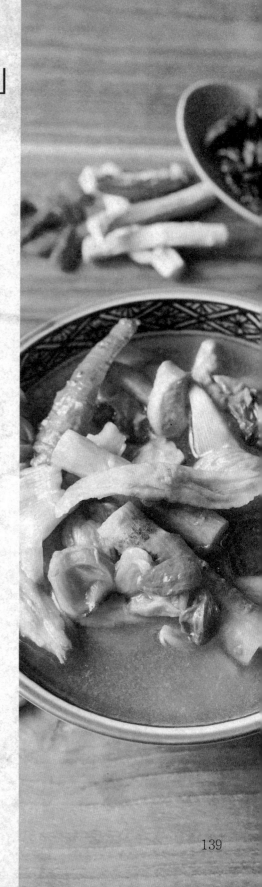

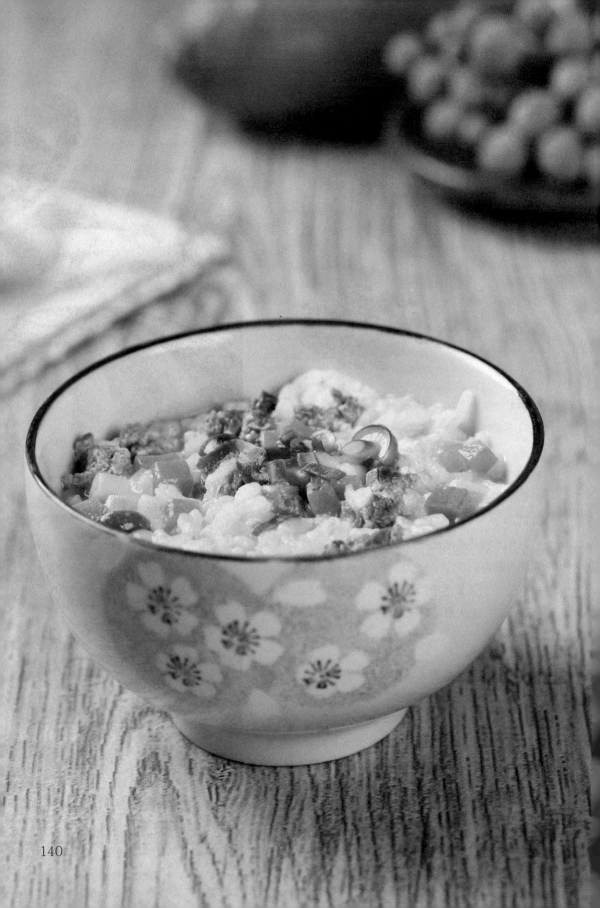

双米羊肉真姬菇粥

分量： 2 ~ 3 人份

烹饪方法： 煮

厨具： 砂锅

功效： 健脾养胃，止烦降脂，增强免疫力

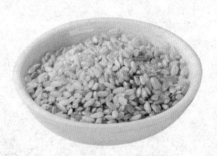

材料：

糙米 50 克，大米 50 克，羊肉 100 克，真姬菇 50 克，胡萝卜 50 克，葱花、盐、白胡椒粉各适量

做法：

✦ 真姬菇洗净，切碎；羊肉、胡萝卜分别洗净，切丁。

✦ 将羊肉放入沸水锅中，汆除血水，捞出沥干。

✦ 砂锅注水烧沸，倒入洗净的大米、糙米，搅拌均匀。

✦ 倒入羊肉、真姬菇，盖上锅盖，大火煮沸后转小火煮 20 分钟。

✦ 揭开锅盖，放入胡萝卜丁续煮 10 分钟，加白胡椒粉、盐、葱花，搅拌至蔬菜入味即可。

养生分析：

　　糙米中含有丰富的维生素 B 和维生素 E，能提高人体免疫功能，促进血液循环，还能帮助人们消除沮丧烦躁的情绪，使人充满活力。糙米还保留了大量膳食纤维，可预防便秘和肠癌，膳食纤维还能与胆汁中的胆固醇结合，促进胆固醇的排出，从而帮助高脂血症患者降低血脂。大米也具有很高的营养功效，可提供丰富的 B 族维生素，具有补中益气、健脾养胃、止烦、止渴、止泻的功效。双米合而食之，具有健脾养胃、止烦降脂、增强免疫力的功效。

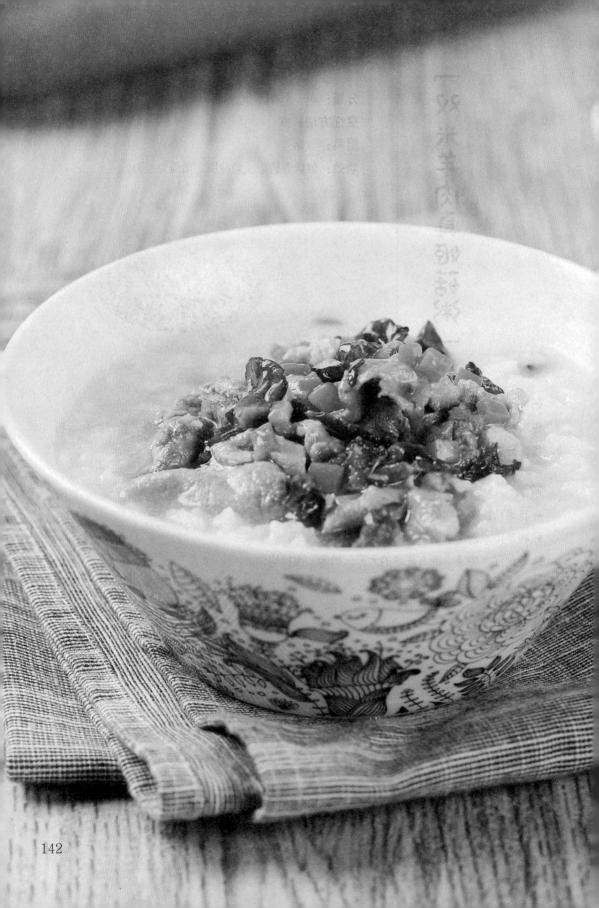

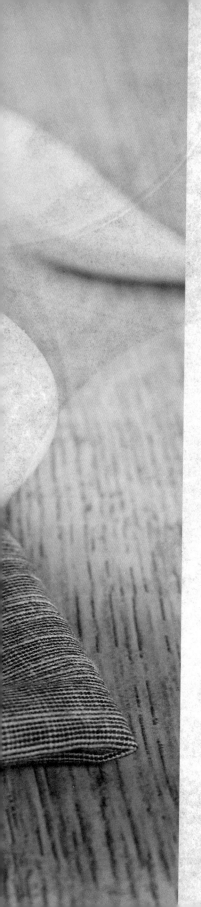

「羊肉木耳粥」

分量： 2 人份
烹饪方法： 煮
厨具： 砂锅
功效： 养血驻颜，清胃涤肠，增强免疫力

材料： 羊肉 50 克，木耳 100 克，胡萝卜 50 克，大米 120 克，葱、姜各适量，料酒 15 毫升，盐、食用油各适量

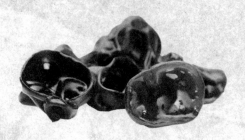

做法：

+ 将葱、姜切末，胡萝卜、木耳切丁，羊肉片洗净。
+ 砂锅中注水烧沸，放入洗净的大米，搅拌均匀。
+ 盖上锅盖，大火煮沸后转小火煮 20 分钟。
+ 热锅注油，加葱末、姜末，爆香，放入羊肉、木耳丁、胡萝卜丁爆炒，加入料酒、盐，炒熟。
+ 将炒好的羊肉倒入大米粥中即可。

养生分析：

　　木耳中铁的含量极为丰富，故常吃木耳能养血驻颜，令人肌肤红润、容光焕发，并可防治缺铁性贫血。木耳中的胶质可把残留在人体消化系统内的灰尘、杂质吸附集中起来排出体外，从而起到清胃涤肠的作用，对胆结石、肾结石等内源性异物也有比较显著的化解功能，并且含有抗肿瘤活性物质，能增强机体免疫力，经常食用可防癌抗癌。

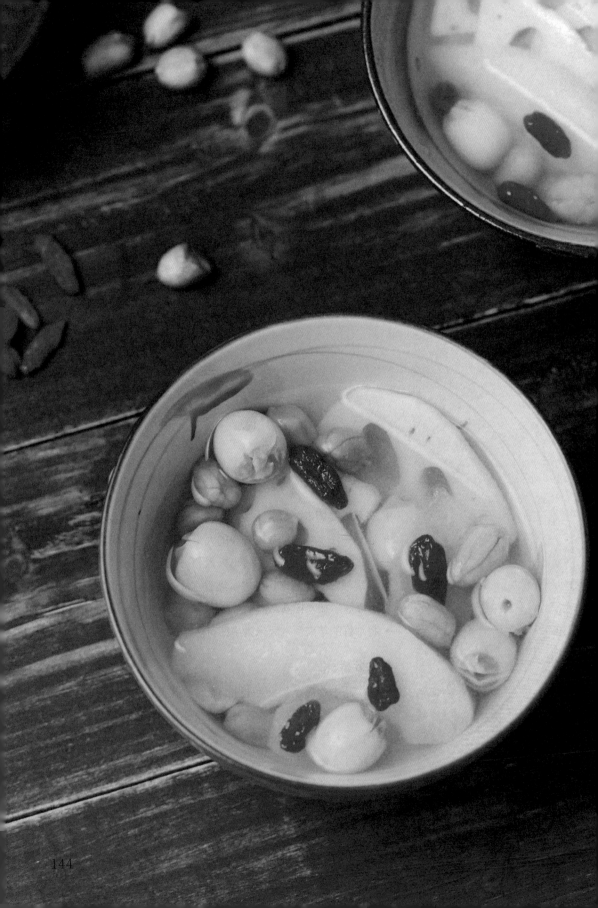

雪梨莲藕汤

分量： 2人份

烹饪方法： 煮

厨具： 砂锅

功效： 补益气血，降压润燥，增强免疫力

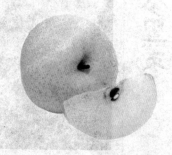

材料：

雪梨1个，莲藕1节，枸杞、莲子、花生、姜片、盐各适量

做法：

+ 莲藕洗净，去皮切片；雪梨去皮去核后切片。
+ 莲子洗净泡软，枸杞洗净，花生洗净泡1~2个小时。
+ 砂锅内加足水，将莲藕、莲子、雪梨、花生、姜片一起下锅，水开后转小火煲1小时。
+ 加入枸杞煲15分钟，加盐调味即可。

养生分析：

  在块茎类食物中，莲藕含铁量较高，故对缺铁性贫血的患者颇为适宜。莲藕的含糖量不算很高，又含有大量的维生素C、膳食纤维、铁、钙、植物蛋白等元素，有明显的补益气血、增强人体免疫力等作用，对肝病、便秘、糖尿病等一切有虚弱之症的人十分有益。雪梨含有蛋白质、脂肪、糖、钙、铁等物质，具有降低血压、养阴清热、润燥消风、醒酒解毒等功效，冬季气候干燥，且宴会较多，适时吃点梨可缓解冬燥，有益健康。

食悟笔记：

  孕妇吃的时候可以将雪梨替换成苹果，效果会更加温和。

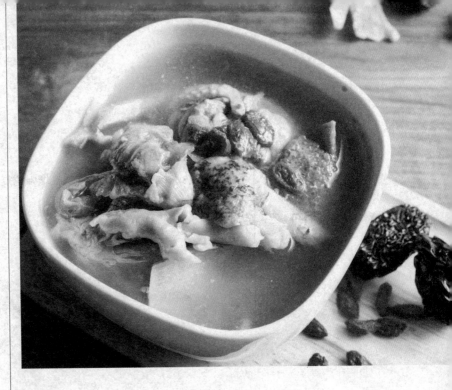

「响螺党参黑枣
炖春鸡」

厨具：炖盅

烹饪方法：炖

分量：2～3人份

功效：滋阴补肾，嫩肤补血，增强免疫力

材料：

响螺20克，党参15克，北芪15克，山药20克，枸杞15克，桂圆15克，黑枣5颗，陈皮3克，春鸡1只，生姜数片，盐少许

做法：

✤ 整只春鸡汆烫去杂质、血水，清除内脏后洗净备用。

✤ 响螺先用清水浸泡2小时，令胶质软化，期间每次换水前要用冷水冲洗，去除腥味；之后准备生姜数片并加入清水，煲至水沸后关火，放入响螺并上盖焖熟，至水冷却再取出洗净即可。

✤ 陈皮浸泡5～10分钟，用刀刮去果皮内白色囊，洗净。

✤ 枸杞、桂圆用清水略洗清除杂质后，沥干备用。

✤ 其他原料用清水洗净并浸泡10分钟，重复2～3次洗净。

✤ 将所有原料由尾端填满鸡肚，并在开口处用几支牙签穿起密合，不让原料漏出。

✤ 将鸡放入炖盅内并注入九分水，隔水炖4小时，关火放盐调味即可。

养生分析：

　　螺肉含有丰富的蛋白质、铁和钙等营养元素，常吃螺肉可以滋阴补肾、明目、增强肌肉弹性，使皮肤光滑细嫩。黑枣有很高的药用价值，相比红枣，黑枣有加强补血的效果，有极强的增强体内免疫力的作用。

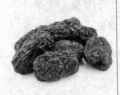

「御品爽皮鸡」

厨具：砂锅

烹饪方法：煮

分量：2～3人份

功效：温中益气，健脾降脂，活血补脑

材料：带骨鸡肉500克，大葱20克，花椒粒6克，姜片、香菜各少许，盐4克

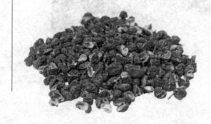

做法：

✤ 锅中注水，倒入鸡肉，烧沸，余5分钟，去除血水，捞出余好的鸡肉，放入盘中待用。

✤ 砂锅注水烧热，放入鸡肉，加入大葱、姜片、花椒粒，大火煮开，转小火煮30分钟，加盐调味。

✤ 将鸡肉捞出放入碗中，浇上汤汁，放凉。

✤ 将鸡肉放在砧板上切成小块，点缀上香菜即可。

养生分析：

　　鸡肉具有温中益气、补虚填精、健脾胃、活血脉、强筋骨的滋补功效。大葱也是温通阳气的养生佐料，作为调料品，其主要功能是去除荤、腥、膻等油腻厚味及菜肴中的异味，并产生特殊的香味，还有较强的杀菌作用。医学界认为，葱有降低胆固醇和预防呼吸道、肠道传染病的作用，经常吃葱还有一定的健脑作用，利用葱提炼出来的葱素对心血管硬化有较好的疗效，还能增强纤维蛋白溶解性和降低血脂。

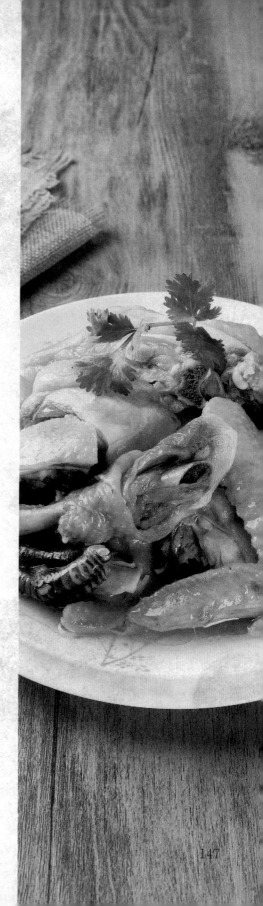

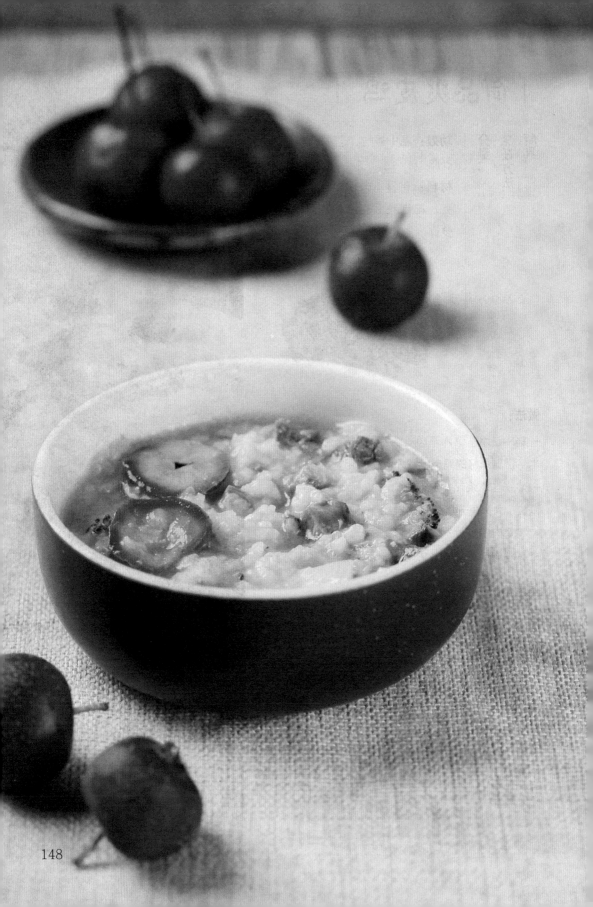

羊肉西蓝花粥

分量： 2～3人份

烹饪方法： 煮

厨具： 砂锅

功效： 补肾健脑，补脾和胃，增强免疫力

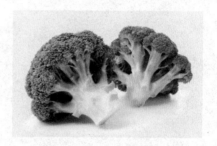

材料：

羊肉100克，米100克，西蓝花150克，山楂、盐、生抽、料酒各适量

做法：

✛ 将羊肉切成肉丁；西蓝花洗净摘小朵。

✛ 羊肉丁中加料酒、生抽，抓匀，腌渍10分钟。

✛ 砂锅注水烧沸，放入洗净的大米，盖上锅盖，用小火煮30分钟至大米熟软。

✛ 热锅注油烧热，放入羊肉丁、西蓝花、山楂，炒熟。

✛ 倒入煮好的大米粥，搅拌均匀，加盐，煮至入味即可。

养生分析：

　　羊肉是冬季的滋补佳品，而西蓝花含有丰富的维生素C，可增强肝脏解毒能力，并能提高机体的免疫力，可防止感冒和坏血病的发生，同时还有补肾填精，健脑壮骨，补脾和胃之效，主治久病体虚、肢体痿软、耳鸣健忘、脾胃虚弱以及小儿发育迟缓等病症，与羊肉同食，能增强其滋补功效。